# 《黄帝内经》

## 十二时辰养生法

牟明威 / 著

天津出版传媒集团

天津科学技术出版社

**图书在版编目（CIP）数据**

《黄帝内经》十二时辰养生法 / 牟明威著 . -- 天津：
天津科学技术出版社，2024. 6. -- ISBN 978-7-5742
-2218-2

Ⅰ. R221

中国国家版本馆 CIP 数据核字第 202416ZB72 号

---

《黄帝内经》十二时辰养生法

HUANGDINEIJING SHIERSHICHEN YANGSHENGFA

责任编辑：张建锋

责任印制：兰　毅

出　　版：天津出版传媒集团
　　　　　天津科学技术出版社

地　　址：天津市和平区西康路 35 号

邮　　编：300051

电　　话：（022）23332377（编辑部）

网　　址：www.tjkjcbs.com.cn

发　　行：新华书店经销

印　　刷：华睿林（天津）印刷有限公司

---

开本 710×1000　1/16　印张 11　字数 170 千
2024 年 6 月第 1 版第 1 次印刷
定价：59.80 元

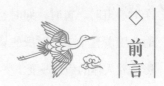 

我们的身体就像一个小小的星球，一天之中随十二时辰，一月之中随日月盈亏，一年之中随二十四节气而运动。我们的身体与日月的运转遥相呼应，彼此消长，起承转合。这其中又有怎样的奥秘呢？

早在两千多年以前，我国中医经典名著《黄帝内经》中就有关于"人与天地相参，与日月相应"的记载，这就是说人的生活规律与自然界天地日月的变化是同步的。书中还提出："四时阴阳者，万物之根本也，所以圣人春夏养阳，秋冬养阴。"其意为，春夏秋冬的变化规律是一切生物生长的基本法则，人们也要根据四季变化的特点采取春夏养阳、秋冬养阴的养生方法。

《灵枢·顺气一日分为四时》中写道："春生、夏长、秋收、冬藏，是气之常也，人亦应之，以一日分为四时，朝则为春，日中为夏，日入为秋，夜半为冬。朝则人气始生，病气衰，故旦慧；日中人气长，长则胜邪，故安；夕则人气始衰，邪气始生，故加；夜半人气入脏，邪气独居于身，故甚也。"因此，我们平时养生，不仅要符合一年四季的变化，还要符合一日四时的规律。

一年有十二月，一日相应有十二时。一年有二十四节气，一日相应有二十四小时［注：当钟表刚传入中国时有人把一个时辰叫作"大时"，新的时间一个钟点叫"小时"，随着钟表的普及，"大时"一词消失，"小时"沿用至今。另外，古代还有夜间报更（又叫打更）的计时法，把夜间分为五更：晚上7点到晚上9点为一更，晚上9点到晚上11点为二更，午夜11点到凌晨1点为三更，凌晨1点到凌晨3点为四更，凌晨3点到凌晨5点为五更］。

那么，一天中有哪十二个时辰呢？古人用十二地支把一日分为十二时辰：

子时、丑时、寅时、卯时、辰时、巳时、午时、未时、申时、酉时、戌时、亥时。随着这十二个时辰的昼夜变化，人的气血运行会出现相应的四时改变，并影响着人体的病理改变。

为什么会出现这种情况呢？原来，大自然中各种生物的生命运动都存在着一种时间节律，就像我们生活中用的时钟一样，人们称之为"生物钟现象"。人的活动如果能遵循这一时间节律，就能保持良好的生理及心理状态，减少和预防诸多疾病的发生。反之，人们如果违反了时间节律，就会罹患疾病，并提前衰老。

在生活中，我们经常看到一些健康的老年人，在工作岗位上几十年如一日，终日劳作，却不嫌辛苦，越老越健康；可是直到有一天他们退休了，在家"享清福"，结果不是周身不舒服，就是百病缠身。这显然与他们体内生物钟的突然改变有一定的关联性。

预防疾病、服药等也有规律可循。例如，心脑血管疾病清晨发病率较高，此时积极采取措施可以有效降低其发病率和死亡率；哮喘常常会在夜间加重，提前服用药物可减轻病情……这些都与生物钟有关。

如何根据人体的生物钟来养生呢？本书便是一本告诉人们如何借助《黄帝内经》的养生理念，利用经络和人体生物钟来保养我们身体的书。全书共分为十二章，因篇幅所限，仅就经络系统中的十二经脉做相关介绍，每章对应一个时辰，每个时辰对应一条经脉，每条经脉又联系着相应的脏腑。全书每一章都向人们清楚地解析了该时养生的秘密。

希望本书能帮助我们更好地了解自己的身体；了解了自己的身体，也就掌握了长寿的秘诀。

由于时间仓促，书中难免疏漏之处，敬请广大读者批评指正。

# 目 录

第一章

## 子时养生
——照顾好胆经是最好的进补 / 1

子时一阳初生，犹如种子开始发芽，嫩芽受损影响最大。这时不要熬夜，要及时上床睡觉。通常在子时前入睡者，第二天醒来后头脑会变得更加清醒，气色也显红润。

子时前入睡是对胆经最好的照顾 / 2
胆经是诸经中最火的明星 / 4
挠头其实是刺激胆经做决断 / 8
　　附录　足少阳胆经穴位图 / 10

第二章

## 丑时养生
——养肝如同养护树木 / 13

"卧则血归于肝"，丑时保持熟睡是对肝最好的关怀。肝五行像木，日常养肝要如同养护树木。养肝就要及时梳理它的性情，性情暴躁只能助长它的暴脾气。要想养好肝，在精神上要保持柔和、舒畅，力戒暴怒和抑郁，以维持其正常的疏泄功能。

肝经的时间一定要熟睡 / 14

肝经诸穴是治妇科病的灵药 / 16

有了脾气要发出来——生闷气比发脾气更伤肝 / 18

久视伤肝血——电脑族更要养肝 / 20

亚健康是肝疲劳的预警信号 / 22

春季是最宜养肝的时机 / 25

附录　足厥阴肝经穴位图 / 28

# 第三章　寅时养生
## ——娇生惯养的肺经可以这样养 / 31

寅时经脉气血循行流注至肺经，肺有病的人经常会在此时醒来，这是气血不足的表现。《素问·刺法论篇》中记载"肾有久病者，可以寅时面向南，净神不乱思，闭气不息七遍，以引颈咽气顺之。如咽甚硬物，如此七遍后，饵舌下津令无数。"

寅时醒来寻太渊 / 32

"窝囊废"其实是"肺窝囊" / 36

秋季养肺——该收的时候一定要收 / 38

附录　手太阴肺经穴位图 / 40

# 第四章

## 卯时养生
### ——只有大肠经通了肠道才通畅 / 43

卯时是大肠值班，此时要养成排便的习惯。起床后宜先喝杯温开水，然后去卫生间把一天积攒下来的废物排出体外。晨起一杯温水，可稀释血液，有防止血栓形成的作用。

卯时是最"方便"的时候 / 44

合谷穴是大肠经最好的献礼 / 47

让人不安的便秘和腹泻可以这样治 / 49

"莫饮卯时酒"与"再三防夜醉" / 52

附录　手阳明大肠经穴位图 / 54

# 第五章

## 辰时养生
### ——辰时是胃经"瓜分"食物的最佳时刻 / 57

辰时养胃就要按时吃早餐。如果你每天早晨都不给胃吃饱，时间久了，消化道溃疡病就容易找上门。饭后1个小时循按胃经是一个不错的选择，这样可以启动人体的"发电系统"，以调节人体的胃肠功能。

胃是人体能量的发源地 / 58

早餐宜吃温热的食物养胃 / 60

足三里是胃经最得力的干将 / 63

附录　足阳明胃经穴位图 / 65

第六章

# 巳时养生
## ——脾为后天之本 / 69

《素问·灵兰秘典论》说："脾胃者，仓廪之官。"金元时期著名医家李东垣在其《脾胃论》中指出："内伤脾胃，百病由生。"可见脾胃不分家，养好脾的同时也要养好胃。巳时是脾经值班，不食用燥热及辛辣刺激性的食物，以免伤胃败脾。

脾为后天之本、气血生化之源 / 70

口唇是脾经的一面镜子 / 72

思伤脾——思念也是一种病 / 74

小病不求人，但求按脾经 / 76

长夏最宜养脾 / 79

 附录 足太阴脾经穴位图 / 81


第七章

# 午时养生
## ——心经会告诉你有多棒 / 83

午时是心经当令的时间，此时不宜做剧烈运动，午时一阴生，动养阳，静养阴，所以此时宜静养，可以静卧闭目养神或小睡一会儿，但午睡不宜超过1个小时，否则易引起失眠。此外，午餐时也不要吃得太多，凡事过犹不及。

脏腑有问题，舌头先知道 / 84

午时小憩是对心经最好的回馈 / 87

养生从安心神开始 / 89

治病救人的心经腧穴 / 91

"心腹之患"是大患 / 95

夏季养心重在静 / 97

附录 手少阴心经穴位图 / 99

第八章

# 未时养生
## ——小肠经能治大病 / 103

> 未时是小肠经当令，是保养小肠的最佳时段。午餐最好在未时的13：00
> 之前吃完，这样才能在小肠精力最旺盛的时候把营养物质都吸收进入人体。否
> 则，就会造成浪费。午饭一定要吃好，饮食的营养价值要高、要精、要丰富。

未时午餐午时吃 / 104

小肠经穴位是最好的"按摩师" / 106

面如桃花也是病 / 110

真的是"吃哪儿补哪儿"吗？ / 112

附录 手太阳小肠经穴位图 / 114

第九章

# 申时养生
## ——膀胱经上有灵药 / 117

> 《素问·咳论》："肾咳之状，咳则腰背引而痛，甚则吐涎……肾咳不已，
> 则膀胱受之，膀胱咳状，咳而遗尿。"申时是膀胱经当令，宜适时饮水。一

定不要憋小便，否则会发生"尿潴留"。

膀胱病的两大信号：遗尿和小便不通 / 118

运动和学习的最佳时间在下午 4 点 / 122

劳宫寻天柱，解乏又明目 / 124

附录 足太阳膀胱经穴位图 / 126

第十章

# 酉时养生
## ——肾主封藏 / 129

肾的生理功能与自然界冬季的阴阳变化相通应，冬季天寒地冻，万物蛰伏，有利于肾的封藏。因此，养肾要着眼于"藏"。酉时如何养生呢？肾经是人体协调阴阳能量的经脉，也是维持体内水液平衡的主要经络，由于酉时是工作完毕需要稍事休息之时，因此不宜过劳。

肾经决定你的寿命长短 / 130

为什么现代人多肾虚 / 132

"我很笨"——其实是您的肾出了问题 / 134

要做大事先保肾精 / 136

常按肾经，健康一生 / 138

冬季如何养肾 / 140

附录 足少阴肾经穴位图 / 142

第十一章

# 戌时养生
## ——心包经是一条让人快乐的经 / 145

心脏病,最先表现在心包上,心包经之病叫"心中澹澹大动",患者感觉心慌。心脏不好的人,最好在戌时循按心包经。此刻还要给自己创造安然入眠的条件:不要进行剧烈运动,以散步最好,否则容易失眠;晚餐不要过于肥腻,否则易生亢热而致胸中烦闷、恶心。

代心行事同时又代心受邪的心包经 / 146

心包经是快乐健康之源 / 148

附录 手厥阴心包经穴位图 / 150

第十二章

# 亥时养生
## ——三焦通则百病不生 / 153

亥时三焦经当令,三焦为元气、水谷、水液运行之所。此时是十二时中最后一个时辰,指当夜的21:00~23:00,亥时又称"人定",意为:夜已很深,人们停止活动,此时是安歇睡眠的时候。

三焦是管理水道和主气的官儿 / 154

亥时三焦通百脉 / 157

阳池穴是手足冰冷的克星 / 159

附录 手少阳三焦经穴位图 / 162

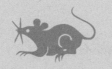

# 第一章

# 子时养生
## ——照顾好胆经是最好的进补

### 子时——23：00～1：00——胆经当令

子时一阳初生，犹如种子开始发芽，嫩芽受损影响最大。这时不要熬夜，要及时上床睡觉。通常在子时前入睡者，第二天醒来后头脑会变得更加清醒，气色也显红润。

# 子时前入睡是对胆经最好的照顾

首先我们要知道什么是当令？当令有"合时令、值班"的意思。比如，吃当令蔬菜，就是说要吃合时令的蔬菜，这时其义取"合时令"；胆经当令意思是胆经值班，此时其义取"值班"。

子时是指晚上23点到第二天凌晨1点，此时胆经最旺。这时我们该做什么呢？很简单，那就是睡觉。

子时是一天最黑暗的时候。《灵枢·营卫生会》指出："夜半为阴陇，夜半后而为阴衰。"夜半即子时，阴陇指阴气极盛。子时阴气最盛，过了子时阴气转衰，阳气开始生发。此时为阴阳大会，水火交泰之际，称为"合阴"，正所谓"日入阳尽，而阴受气，夜半而大会，万民皆卧，命曰合阴"。阳主动，阴主静，此时最需要安静。因此，子时睡眠效果最好，可以起到事半功倍的作用。

子时阳气初生，这种初生的阳气是维持整个人体生命活动不断进行并欣欣向荣不可缺少的力量。

"眠食二者，为养生之要务。"良好的睡眠可以为我们的身体补充能量、恢复精力，有"养阴培元"之效。所以，掌握睡眠养生要领，便可踏上简单易行的养生之道。

有人认为，睡眠方位与人体健康有一定的关系。但是古往今来，关于睡眠方位有不同的说法。

有资料指出，由于地球磁场的影响，人睡觉时采取头北脚南的方位，使磁力线平稳地穿过人体，可以最大限度地减少地球磁场的干扰。而我国古代养生学家却认为，人的睡觉方向应该随春、夏、秋、冬四季交替而改变。《备急千金要方》指出："凡人卧，春夏向东，秋冬向西。"意思是，在春夏季节头向东、脚朝西；秋冬二季头向西、脚朝东。

为什么要这样提呢？这是依据《黄帝内经》中"春夏养阳，秋冬养阴"的理论而提出的，春夏属阳，阳气上升、旺盛，而东方属阳主升，头向东以应升发之气而养阳；秋冬二季属阴，阳气收敛、潜藏，而西方属阴主降，头向西以应潜藏之气而养阴。

尽管这些理论都有一定道理，但在实际生活中受房屋朝向和家居布局的影响，会存在一定局限性，所以大可不必拘泥于这些理论，产生不必要的担心。建议大家依照自己的感觉，不可照搬。平时注意保证充足的睡眠时间，不加班、不熬夜，入睡前安神定志，未睡眠、先睡心，或用温水泡脚，并辅以足底按摩等，这些措施都有助于提高睡眠质量。

# 胆经是诸经中最火的明星

为什么时下有的明星那么火呢？是因为有人捧他，公司捧他、观众捧他……捧的人多了自然就火了。为什么说胆经在诸经中是最火的明星呢？这是因为人体的其他十一脏也在"捧"它。《黄帝内经》说："凡十一脏皆取于胆。"也就是说，其他十一脏功能的发挥，都取决于胆的少阳之气，这也恰恰说明了胆经的重要性。

《灵枢·经脉》指出："是动则病，口苦、善太息、心胁痛不能转侧，甚则面微有尘，体无膏泽，足外反热……"如果你的胆经出现问题，则会出现口苦、时常叹气、胸胁部作痛以致身体不能转动等症状；病情严重时，面部像有灰尘一样毫无光泽，全身皮肤干燥而失去润泽，以及足外侧感觉发热等症状。

如何甩掉这些问题呢？在胆经中，很多腧穴都是救命的法宝。

胆经上的腧穴主治骨所发生的疾病，尤其是对头、腰、膝、关节疼痛有特殊疗效。《灵枢·经脉》指出"是主骨所生病者"。胆之味为苦，苦味入骨，故胆主骨所生之病；又骨为干，其质刚，胆为中正之官，其气亦刚，因此胆腑有病则会伤于骨。

在胆经的腧穴中，首先要想到胆经的合穴阳陵泉，也是筋的精气聚会之所，具有除痛祛风、疏肝理气的作用。阳陵泉的位置在哪儿呢？就在小腿外侧腓骨小头稍前凹陷中。经常按揉阳陵泉穴，对膝关节酸痛、胁肋痛、下肢痿痹、腿足麻木有很好的防治效果。此外，用两手大拇指分别按压此穴或此穴下方的压痛点，并持续按揉 2 分钟，可缓解胆囊炎疼痛。

据报道，在 X 射线观察下，用胆囊造影剂研究针刺对胆囊动力的影响发现，针刺无胆囊疾患的健康成年人的阳陵泉，可使大部分（75.7%）人的胆囊影像明显缩小，表明针刺能增加胆囊的运动和排空能力，此种作用在有针感时即开始，而在起针后 10 分钟更加明显。

胆汁对脂肪的消化和吸收具有重要作用。而上班族平时不能弯腰揉腿，那有没有简便的锻炼方法呢？有！

不用按摩针刺就可刺激阳陵泉的小方法：

坐在座位上，脚跟着地，脚尖尽量抬起，然后以脚跟为轴两脚尖外摆尽量转向身体左右两侧，即两脚跟并拢，脚尖外展成"一"字；前脚掌尽量抬起。等到阳陵泉、胆囊穴部位肌肉发酸发热即可放松两脚，休息片刻再练习。可两脚同时练习或单腿练习。

说到胆经，风池穴也是一个功效显著的穴位。风池穴位于颈部耳后发际下凹窝内，对偏头痛、感冒、鼻塞、头晕、耳鸣等也有一定的治疗效果。

有些老年人阳气不足，容易怕冷，有的老人颈部特别怕风，按揉风池穴会有酸痛感。可以每天坚持按摩双侧风池穴，对防治感冒有帮助。常用的几种按摩方法如下。

①用大拇指按揉。

②中指、食指并拢按揉。

③两手十指交叉于颈后掌心扣于风池，用掌根挤压如同"拿"法，使穴位稍感酸胀为宜。每次按压30～50次，感觉穴位发热就可以了。

以下为个人经验，仅供参考。

如果身上有点发冷、打喷嚏、流鼻涕、头后微痛，拿揉风池穴区、摩擦后项或用艾条艾灸大椎穴至皮肤转温，则畏寒头痛症状消失。

此外，胆经上的带脉穴（第十一肋端直下平脐处）也是一个需要重视的穴位。它是足少阳经与带脉的交会穴。带脉如带环腰一周，约束纵行诸经。带脉如果有病，会出现腹满、腰部以下凉冷如同坐在冷水里。选取带脉穴，配合按摩胆经足临泣（穴位）可立即使冷感消失。一位患者下肢怕冷发凉，针刺足临泣后，不一会儿患者诉两脚发热，其效果如《灵枢·九针十二原》所言："刺之要，气至而有效，效之信，若风之吹云，明乎若见苍天。"

还有自诉患肩周炎者，但肩周活动并未受限，仅是颈肩一线少阳所过处疼痛。经自己拿捏肩井穴（位于肩部大椎穴与肩峰连线的中点）一周后，肩部疼痛即可缓解。

胆经上的腧穴是胆经上的舞者，如何让它们演绎健康而精彩的人生，全在于你是否照顾好它了。

虽说按压穴位，可以有效止痛治病，但对于非学医的人来说，千万不要有"久病成医"的想法。"久病成医"者是指一些患慢性疾病的人，因长年患病、就诊、用药、查阅有关医学书籍及刊物，对自己所患疾病有较多的了解，因而在疾病加重、复发等情况下，不但心中有数，而且知道如何处理和用药。但疾病的种类繁多，许多疾病的临床表现有相似的现象，病人不可能有全面的医疗知识予以鉴别，尤其是心、脑血管疾病，因其发病急、变化快，稍有耽搁就可能酿成大祸。比如，有报道患病10年的胆囊炎、胆石症患者，每年要发作三五次，有一天晚上又出现右上腹和背部疼痛时，还按"常规"服抗生素和654-2（消旋山莨菪碱）后睡下，第二天清晨，家人发现猝死在床上，送医院尸检证实为心肌梗死。有的冠心病患者经消心痛（硝酸异山梨酯片）等药物治疗病情稳定后，仅每日坚持口服50毫克阿司匹林，当有胸闷头痛时，不是到医院请医生诊治，而是擅自将阿司匹林加量至每日300毫克，不料一日大便时突然跌倒，送医院便脑溢血而死亡。脑血管意外、心肌梗死等发病急、变化快，生死之间往往在几小时甚至几分钟之内。因此，抢救时必须争分夺秒。但令人遗憾的是，许多可以挽救的生命却因院外延误而死亡，其中很多就是耽误在"久病成医"的失误上。因此，"久病成医"者千万不要麻痹大意，尤其是当"复发"与以往稍有不同，或略微加重时，更应高度警惕，及时到医院检查诊治。

非专业的中医爱好者，能在医生的指导下做一些自我保健治疗，解决一些小问题，这值得推广。但是，依法自疗不能取效时，一定要及时到医院请专业医生诊治，以免延误病情。

# 挠头其实是刺激胆经做决断

胆具有决断功能。胆气充实，则行事果断，脏腑气血功能发挥正常。《素问·灵兰秘典论》："胆者，中正之官，决断出焉。"什么是"中正之官"？中正者，不偏不倚，维持公正。

在古代，"中正之官"居于极其重要的地位。《中国社会通史》指出："两汉实行察举制，待选人士经过考察后向朝廷推荐。魏晋以后，察举制渐被九品中正制所取代，各州郡有声望的人担任'中正'，负责评定当地士人的品级，朝廷依照士人品级授官录用。"

当时担任"中正之官"的，一般都是名门望族，高贵显赫，其自身的"中正"直接关系到国家的兴衰，充分说明了其在当时社会的决定性作用。

对比而言，胆是"中正之官"，是主决断的，是做决策的。所以说，胆的这个"中正之官"不是随便封的，要做到不偏不倚，处事公正。仅是泻而不藏，或仅是藏而不泻，都是不行的。不中正怎么能行决断呢？

一般来说，人们对事物的判断和对行动的决心，都是从胆发出来的。俗话说"胆有多清，脑有多清"。如果胆不清了，头脑自然一片混乱，头脑不清自然无法决断；胆清了，头脑也清醒，决断也容易做了。

当我们难做决定时，会有反复挠头的动作，其实是胆经在帮助我们做决定。为什么这样说呢？这是因为，挠头的地方就是胆经经过的地方，而挠头可以刺激胆经活络，帮助我们决断。很多年轻人在两耳上部出现白发，发为血之余，那是因为胆经气血不足所致，子时熬夜未及时休息是很重要的原因。

在日常生活中形容一个人有勇气，对事物不畏惧，称为"有胆量""胆大"，由此可以看出，胆与人的决断能力有着密切的关系。

很多因素使我们变得越来越胆小、多疑，做事没了主张。为此，我们有必要改善胆的功能，如何来改善呢？暂时把事情放下，子时安睡！"宁舍一顿饭，不舍子时眠"。

◇
附
录

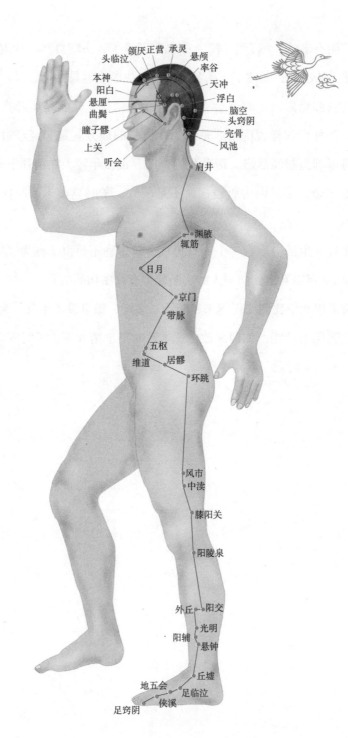

足少阳胆经穴位图

# 养生录

问：生活中有一些老年人为什么在夜里易失眠呢？青年人白天精力充沛，晚上倒下就睡着，这又是为什么呢？

答：《灵枢·营卫生会》认为："壮者之气血盛，其肌肉滑，气道通，营卫之行，不失其常，故昼精而夜瞑。老者之气血衰，其肌肉枯，气道涩，五脏之气相搏，其营气衰少而卫气内伐，故昼不精，夜不瞑。"意思是说，年轻人气血盛满，肌肉滑利，气道通畅，营气和卫气能正常运行，因此，白天能保持精力充沛，夜里睡眠也安稳。而老年人因为阳气衰，阴血少，阴阳之气不平和，机体不能得到阴阳之气的滋养而使皮肤肌肉枯萎，经脉不通，五脏之气不协调，表现为白天精力不充沛，夜里易失眠。

问：最近我天天坚持敲胆经，可是没多久却感觉头昏脑涨，而且有时晚上睡不着，还爱做梦，这是怎么回事呢？有没有什么好的解决办法呢？

答：敲胆经的方法非常好。但不可不分对象一敲了之，难免会出现一些问题，根据您的症状，可以采用"实则泻之"的方法。

虚则补其母，实则泻其子，母子补泻是针灸医生经常使用的方法，临床使用五输穴效果显著。五输穴因位于肘膝关节以下，取穴方便，效果又好，所以临床经常使用。

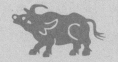

# 第二章

# 丑时养生

## ——养肝如同养护树木

丑时——1：00 ~ 3：00——肝经最旺

"卧则血归于肝"，丑时保持熟睡是对肝最好的关怀。肝五行像木，日常养肝要如同养护树木。养肝就要及时梳理它的性情，性情暴躁只能助长它的暴脾气。要想养好肝，在精神上要保持柔和、舒畅，力戒暴怒和抑郁，以维持其正常的疏泄功能。

# 肝经的时间一定要熟睡

肝属木，据有关资料统计，地属亚热带海岛气候的中国台湾人，多数为湿热体质，多数人都得过肝炎。而失眠多梦、口干舌燥、神经紧张、眼睛干涩、目赤肿痛、脾气暴躁的肝火症状，以及关节肿痛、皮肤发痒、痔疮等肝热结合脾湿下注之病，得病率极高。

肝脏实在很可怜，它从人出生开始就无怨无悔地替人做工，却天天受到伤害。也许你会说，我平时没有做什么对不起肝的事情，每天吃护肝的食物，每天都在做运动……

的确，您做的这些都可以养肝，但是有一个伤肝的行为您没注意到——那就是为了学习、工作经常熬夜加班，这是现代人的通病。这样做很不好，为什么呢？因为人只有休息时，肝脏血流才充分，才能养好肝。"卧则血归于肝"，熬夜加班不但血不能养肝，还消耗营养、破坏人的好心情。

曾有一位中年患者说一段时间内他总是会无缘无故发脾气，稍有一点不如意的事情就会大发雷霆，也不知道为什么，他夫人说男人也有更年期，问我是不是也更年期了。我问他平时的工作生活情况。他说他现在工作比较多，经常加班到半夜，每天睡眠不到 5 个小时，这样已经一年多了。

我告诉他，说"更年期"也对，但这是现代医学的说法，男性也有更年期是这几年才有的提法。传统中医不讲更年期，主要是起居无常的加班让他变成这样的。他不解，难道加班还能让人的脾气变大吗？我告诉他，肝主藏血，人在睡眠时血可养肝，而长期加班，肝失所养，导致肝气不舒、肝郁气滞，所以就有了好发脾气的念头。

《素问·五脏生成论》："故人卧血归于肝。肝受血而能视，足受血而能步，掌受血而能握，指受血而能摄。"意思是说，人躺下休息时血归于肝脏，眼睛得到血的滋养就能看到东西，脚得到血的滋养就能行走，手掌得到血的滋养就能把握，手指得到血的滋养就能抓取。

当人休息或情绪稳定时，机体的需血量减少，大量血液储藏于肝；当劳动或情绪激动时，机体的需血量增加，肝排出其储藏的血液，供应机体活动需要。"人动血运于诸经，人静血归于肝"，说的就是这个道理。

如果我们在半夜 1 点到 3 点的丑时还不休息的话，血液就要继续不停地"运于诸经"，无法归于肝并进而养肝，这就好像银行的存款，如果你一直不存，天天支出去花费，早晚有一天会变成空头。我们的肝脏就是人体的血液银行，需要随时存入，如果天天透支，还要接受一大堆的垃圾（因为所有的污染到了人体内，第一个要应付它的就是肝脏）。那么我们的肝脏在超负荷下运转难免会有闪失。

所以要强调的是，丑时一定要睡眠，而且必须要"在这段时间内睡着"。你一定要想办法尽量在子时前就寝，此时肝胆都需要养护。退而求其次，如果你在前一天晚上睡眠不好，就一定要在第二天找时间适当休息一会儿，这样才有助于强化肝脏。

# 肝经诸穴是治妇科病的灵药

肝主疏泄，疏就是疏通，泄就是发泄、升发。也就是说，肝具有维持全身气机疏通畅达，通而不滞，散而不郁的作用。什么是气机？气机就是指气的升降出入运动。我们的身体是一个不断发生气的升降出入运动的机体，气的升降出入运动是人体生命活动的基本形式。

对于女性朋友来说，肝主疏泄是通过调理冲任二脉实现的。为什么这样说呢？女性经、带、胎、产等特殊的生理活动与很多脏腑有关，其中与肝脏的关系最为密切，故有"女子以肝为先天"之说。冲脉为血海，任脉主胞胎，冲任二脉与女性生理功能联系紧密。冲任二脉与足厥阴肝经相通，而隶属于肝，所以肝主疏泄，调节气机，又可调理冲任二脉的生理活动。

如果肝的疏泄功能正常，肝经之气调畅，则任脉通利，太冲脉盛，月经就会准时到来，带下也会分泌正常，妊娠孕育和分娩也会顺利。如果肝失疏泄，则可致冲任二脉失调，气血不和，从而引发月经、带下、胎产之类的疾病，严重者还会影响性功能和导致不孕症。

此外，肝藏血可以调节血量，对女子月经和胎产也起重要作用。女性以血为本，其行血耗血，妊娠血聚养胎，分娩下血，无不涉及血。冲脉隶属于肝，冲为血海，主月经，任主胞胎，孕育胎儿。肝藏血以调节血量，可根据妇女生理情况调节冲任二脉的血量，从而维持妇女的正常生殖功能。

一位40岁左右的中年女性乳房经常肿痛，到医院检查证实为乳腺增生，吃了一些西药也不见好转，现在经前一周乳房胀痛越来越厉害，乳头痛痒不适，甚至不能触衣。月经来后情况会好一点。中医认为乳房属胃，乳头属肝，所以为其针刺肝经原穴太冲，采用泻法，或用母子补泻法泻其子穴行间后痛痒立消。

肝经上的很多穴位有活血化瘀的作用，其中太冲穴就是一个值得推荐的代表。平时可以自己经常按摩太冲穴。

有人会问，按摩太冲穴真有这么神奇吗？太冲穴是肝经的原穴，"原"有"发源、原动力"之意。《难经·六十六难》有"五脏六腑之有疾者，皆取其原"之说，可见其重要性。太冲穴位于足背第一、第二跖骨结合部之前凹陷处。经常按揉太冲穴，可疏肝解郁、调理气血、化湿通经，对胁腹满痛、头痛目眩、疝痛、小便不利、月经不调等症有很好的效果。

按揉有压痛时千万不要用力按压，轻柔的手法才是补法。学习传统医学经验，把我们的肝经照顾好，多数困扰就会没有了，我们的人生也会变得丰富多彩。

# 有了脾气要发出来——生闷气比发脾气更伤肝

俗话说，怒伤肝。人在发怒时肝气上逆，血随气而上溢，故伤肝。

《黄帝内经》称"肝者，将军之官，谋虑出焉"。肝在体内是将军之官，是武将之首。作为将军之官，肝脏是专门为身体打仗的。任何不属于人体内的外来敌人，肝脏马上会去对付它。所以，人体有那么多的状况需要肝脏应付，肝当然就容易受到伤害。

"谋虑出焉"，肝脏怎么能出"谋虑"？谋虑就是计谋思虑，反复筛选思考方案。善于动计谋的人，肝气用得多，耗伤肝血也会影响人的视力，因为"肝开窍于目""目得血而能视"。

肝经在丑时活动最强，有人喜欢深更半夜学习、想事情，因为这时效率高，计谋出得也好，道理就在于此，故一般的"大决断"都出自半夜。

肝能调节人的情志，正常的情志活动依赖于气机的调畅，如果肝失疏泄，气机不畅，则会引起两个方面的精神情志活动异常——肝郁气滞和肝阳上亢。

## ※ 女性多是肝郁气滞的代表

爱生闷气的人多为女性，主要表现为肝郁气滞。妇女乳腺增生很多是生闷气的结果。

为什么会这样呢？对于女性来说，肝的经脉分布于两肋，乳房是肝脉必经之路。肝主疏泄，如果肝失疏泄，气机不畅，肝气郁结，就会出现胸闷乳胀、乳房疼痛。肝主气机的升降出入，脾升胃降也依赖于肝的疏泄。肝的疏泄功能失常，则脾的运化升清和胃的受纳降浊功能受阻，形成肝脾不和或肝胃不和，影响津液的输布与血的运行，导致水液停滞，血行不畅产生痰淤等病理产物，形成肿块。

## ※ 肝阳上亢更钟爱男性

肝主怒。一般男性容易把肝火发出来，表现为肝阳上亢。那些有火暴脾气的人，经常处于发怒状态，容易秃顶。

与女性相比，男性更爱把脾气发出来，这不仅仅是因为他们肝气旺，更主要的是他们感觉心里有气不发出来会很憋闷。在大多数人看来，发脾气是有伤大雅的事情。但事实上，有了气发出来要比闷在心里好得多。

由于生气会给身体造成诸多问题，因此，要想养生第一件事就是要做到"不生气"。所谓的不生气，并不是把气闷住，而是修养身心，开阔心胸，通过其他途径把"气"发出来，比如，可以多听一些悠扬和节奏舒缓的音乐，让优美的乐曲化解精神的焦躁，放松情绪；运动也是发泄的有效途径，只是别过度就行了。

# 久视伤肝血——电脑族更要养肝

当今社会人们的工作压力越来越大，有几个人能真正做到丑时安心睡觉呢？无论是日夜奋战在电脑一线的上班族，还是那些贪于游戏的青少年，他们的身心仿佛与电脑融在了一起。

如果你也是这样，就请听听医生的忠告吧——久视会伤肝血！为什么这样说呢？肝开窍于目，目之所以具有视物功能，全依赖肝精、肝血的濡养和肝气的疏泄。肝经上连目系，《灵枢·经脉》说："肝足厥阴之脉……连目系。"肝的精血循肝经上注于目，使其发挥视觉作用。《灵枢·脉度》也说："肝气通于目，肝和则目能辨五色矣。"肝的精血充足，肝气调和，眼睛才能发挥视物辨色的功能。

"目受血而能视"，"肝藏血，主情志的疏泄"。过度用眼自然要耗损肝血，我们的肝脏就像身体里的一个血库，如果血库里的血不充足，就会出现眼睛干涩、视物不清、小腿抽筋、腰膝酸软、手足无力、手指不灵活、皮肤出现斑点、情绪不稳定、月经不调等一系列症状。这一系列问题的祸首便是

"久视"。

生活中哪些人会久视呢？大家首当其冲会想到"电脑一族"。这些"电脑族"长期坐在电脑前，眼睛对着显示屏"望穿秋水"，显示屏却对他们大发辐射，长时间会出现头昏、头痛现象，此时肝也会受到冲击。如果肝气不舒，周身气血运行紊乱，就会出现上面所说的症状。

对于那些常使用电脑的人平时应怎样养肝呢？我的建议是，长时间在电脑前工作时，要时常适当换个姿势，要经常按摩穴位。如何按摩呢？伏案工作时可以采用脚踩大脚趾和太冲穴、行间穴的方法。如果可以放下手里的活儿，闭目待一会儿，那就一边踩按大脚趾和太冲穴、行间穴一边闭目，同时还可以用手揪自己的耳垂和耳尖后上方。睡觉前用热水泡脚时也可用指按压肝经上的太冲穴、行间穴。躺在床上后还可以用一只脚的外踝去按摩另一只腿上的足三里，也可以用这个办法按摩丰隆穴。

只要熟悉了人体经络的穴位位置和功用，就可以创造出更多的好办法。但这些办法仅仅是一种辅助锻炼方法。《黄帝内经》中有云：久视伤血，久卧伤气，久坐伤肉，久立伤骨，久行伤筋。别忘了，养生的秘诀里有一句"不妄作劳"，不妄也包含不要过度的意思。中医就讲究一个"中"字，中也就是适度。

# 亚健康是肝疲劳的预警信号

什么是亚健康？亚健康即指非病非健康状态，是介于健康与疾病之间的状态。如果你是一个忙忙碌碌的上班族，就先来看看自己吧！是不是最近总是感觉精神不振、情绪低落、全身无力、容易疲倦、精力不集中、健忘、眼睛疲劳、视力下降、睡眠不良、早晨起床有不快感、颈肩僵硬、手足发凉或手足麻木感、心悸气短、胃闷不适……这些症状提示你可能处于亚健康状态了。在亚健康中，经常感到疲惫不堪是其典型症状。

亚健康最钟爱白领和高级知识分子等工作环境紧张、工作压力比较大的上班族，而这种情况多存在于大都市。

工作累吗？当然！干什么工作不累呢？可是累也要有个限度。为了健康，为了自己，你应该学会休息。

亚健康在中医学中称之为"未病"，也就说你到医院去检查也不会发现什么问题，就是感觉平时很累——身累，心也累。中医认为，亚健康的症状无不与"肝"的功能失调有关。也就是说，发生亚健康的主要原因是你的肝很累了。为什么这样说呢？肝是人体最敏感、最脆弱的内脏器官，劳累、熬夜、酗酒都会伤肝。

肝主疏泄，调畅气机，可保证脏腑气血的正常运行；如果肝失疏泄，就会导致气血运行失常，脏腑、筋脉失养，则产生疲劳。同时，由于肝失疏泄，肝气郁结，乘脾犯胃，就会导致所谓的亚健康状态，重者还会产生各种疾病。

我们知道，人的阳气会随着四季更替出现"生、长、收、藏"，其中由"长"转到"收"，从"藏"转向"生"，这是人体阳气变化的两个"极"，这个极的变化，就是由肝负责管理的。因此，一般肝病多在春夏之交、夏秋之交、秋冬之交或冬春之交发作。就以一天为例，丑时是阳潜藏于阴的"极"（阳入阴叫作"寐"，阴转阳叫"寤"，即醒来），此时又是肝经流注的时间。"阳"是能量的释放，它不可能源源不绝，是需要休息的。只有通过休养，能量才可以储备，第二天才会有精神，所以"休息是为了走更远的路"。如果经常熬夜或睡不好，肝失疏泄，应该潜藏的阳没有好好的休养，第二天醒来能量就会不够用，此时就会感到疲惫。

肝藏血，以血为体，以气为用。"人卧血归于肝"，说明丑时是养肝血最佳的时刻。由于现代人无规律的夜生活、酗酒、沉迷于电脑网吧，使肝储藏和调节血液功能严重受损，肝阴血耗损。

肝养目、柔筋、营爪的物质基础是营血。如果营血亏乏，则储藏于肝的血量不足，分布到全身的血液不能满足生理活动需要，不但经常感到乏力，而且也不耐劳累，且目无血养则会变得干涩，血不养筋则筋肉屈伸无力，血虚则肝木失其柔和之性。

怎么发现自己的肝有问题呢？如果睡足 8 小时仍觉得累、眼眶黑暗或眼睛干涩、皮肤易过敏、整天疲劳气色差，甚至有的女性痘痘长不停，这些都是肝疲劳的表现。如果一个工作紧张、精神压力大的人，长期处于这种状态，就会造成免疫力低下，这种长期的伤害会转化成慢性肝损伤。如果你每天清晨在丑时醒来，这就表示肝在通过气血流注的时间规律向你发出信号了。在针灸治疗上，这种失眠患者，根据"病时间时甚者取之输"的理论，取太冲穴针刺或按揉穴位常可取得满意效果。有经验的医生用穴位按压可以检查和治疗某些病症。如果担心自己的脏器有问题，还是认真做一个健康体检为好。如果检查结果正常，仅是自我感觉不适，可再用中医经络理论慢慢"研究"，要想快点解除不适，还是到医院请专业医生诊治吧。

在所有肿瘤患者中，肝癌是最需注意保存体力、不能疲劳的，这包括体力上的、心理上的，有时也涉及性生活方面的。古代医籍中早已明确指出：房劳复发是许多虚痨及肝病复发的主要诱因之一，因此肝癌及肝病患者一定要当心。

不知道大家想过没有，为什么很多人一到春天就会"春困"呢？其实，主要原因在于这些人平时生活没有规律，工作超负荷，大脑思虑过度，导致肝失濡养所致。人体由冬寒进入春温，由"冬藏"转入"春生"，气血运行偏于外，如果冬季的"养藏之道"没有做好，就会"奉生者少"，就会导致心脑相对缺血，使人发困。而肝主藏血，养好肝就可以耐受疲劳，春天就不易发困。

怎样养好肝呢？"凡病之起，多由于郁"。肝性喜条达，恶抑郁，所以应顺肝性而为，肝五行应木，水可涵木，所以中医常通过"滋水涵木"的方法来养肝，水是哪一脏？肾脏！也就是要养肾。常言道：肝无补，补肝宜补肾。怎么补肾，当然还是顺脏性而为。肾主封藏，而怎么封藏？"不妄作劳"，不"以酒为浆，以妄为常，醉以入房，以欲竭其精"，以免"耗散其真"，常"持满""御神"，不"务快其心"，不"逆于生乐"，"起居有常""食饮有节"。

# 春季是最宜养肝的时机

　　五脏与自然界的四时相通应，肝与春气相通应，春天是一年的开始，阳气刚刚升发，自然界万物复苏、欣欣向荣，有利于肝气的升发、调畅。《素问·诊要经终论》指出："正月二月，天气始方，地气始发，人气在肝。"所以说，春季养生应顺应肝气的畅达之性。

　　养肝养什么？生血气，以振奋肝的生机，因为生血气是肝的主要作用。那么，如何生血气呢？《素问·四气调神大论》指出："春三月，此谓发陈。天地俱生，万物以荣。夜卧早起，广步于庭，被发缓形，以使志生，生而勿杀，予而勿夺，赏而勿罚，此春气之应，养生之道也。逆之则伤肝，夏为寒变，奉长者少。"

## ※ 夜睡早起，广步于庭

　　"夜卧早起"，就是说晚点睡、早点起。春天的生发之气刚刚起来，不要睡得太早，也不要睡得太晚，最好在子时前入睡，在肝经当令的丑时保持熟睡。不少人的肝病其实是熬夜"熬"出来的。一般人在熬夜后大都会双目赤红，这就是肝火上升的症状。

早起就是在太阳刚升起的时候起床，起床后应多散步。

## ※ 被发缓形，以使志生

"被发缓形"告诉人们，此时要披散开头发，穿着宽敞的衣物，不要使身体受到拘束。

"以使志生"，以便使精神随着春天万物的生发而舒畅活泼，充满生机。

## ※ 生而勿杀，予而勿夺，赏而勿罚

意思是说，对待事物，也要符合春天的特点，应当发生的就让它发生，而不要去伤害它；应当给予的就给予，而不要剥夺它；应当培养的就去培养，而不要惩罚它。否则会使肝脏之气受到损害，到了夏天还会发生寒性疾病。

## ※ 春季一定要避风

肝恶风。恶是厌恶、讨厌的意思。肝属木，木生风，风为百病之长，风轻上行，外来邪风先侵犯头部，易造成头痛。人的脑后有一穴位叫"风池"，"风进风池掀巨浪"就会生大病。

## ※ 春宜省酸增甘

现在很多人都爱吃醋，有的人每天早晨还喝一点醋，说可以降血脂、减肥、软化血管、美容养颜等，还有人推荐食用醋泡花生米、醋泡黄豆、醋泡黑豆、醋泡鸡蛋等。说这些方法用的都是厨房里的东西，绝对安全。笔者认为，中医的方法还是应以传统中医理论来指导，这也就是为什么有时候偏方用了有效，有时用了就无效。关键是要了解所用食物或药物的性味归经，辨明病证的阴阳表里寒热虚实。对证有效，不对证就无效。所谓"治病容易辨病难"。古人云：察色按脉，先别阴阳。就是要先辨明病情阴阳属性，确定好治疗的大方向，然后选择合适的治疗方法。再者，"食饮有节"，五味不可过极和偏嗜。《备急千金要方》中指出春季宜"省酸增甘，以养脾气"。明代高濂《遵生八笺》中指出："当春之时，食味宜减酸增甘，以养脾气。"为什么要省酸增甘？酸性收敛，不利"发陈"，有违春气之应，甘味入脾，脾属土，肝属木，肝木可以克脾土。春三月任肝木舒畅条达生长，符合"赏而勿罚，予而勿夺"的原则。为防止肝木过旺克伐脾土，可在饮食上增加甘味以"实其脾气"。明白这个道理，其他季节的五味增减也就可以相应推衍出来了。

知道了春宜省酸增甘以养脾气，那么，相应夏季就宜省苦增辛以养肺气，长夏当省甘增咸以养肾气，秋季则宜省辛增酸以养肝气，冬季则宜省咸增苦以养心气。也就是说春季宜少食酸味，多食甜味，以补养脾气；夏季宜少食苦味，多食辣味以补养肺气；长夏（长夏是指从立秋到秋分的时段）少食苦味，多食咸味，以补养肾气；秋季少食辣味，多食酸味，以补养肝气；冬季少食咸味，多食苦味，以补养心气。这些理论是根据五行理论推衍而来，对于四季分明的地区可以作为参考，实际应用宜因人、因时、因地而异，不可为养生而照书养生，分析明白原理后还要应用有效，这才是硬道理。

◇ 附 录

足厥阴肝经穴位图

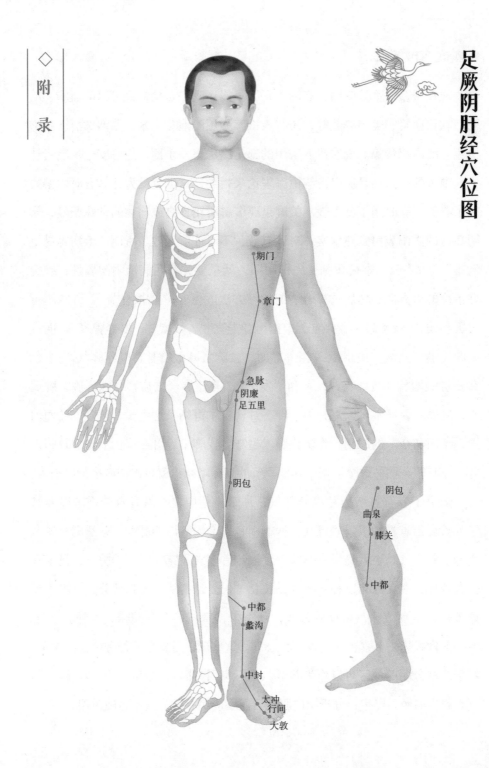

期门

章门

急脉
阴廉
足五里

阴包

阴包
曲泉
膝关

中都

中都
蠡沟

中封
太冲
行间
大敦

# 养生录

问：我平时工作时间挺紧张的，最近有人说我的脸色发青，可能是平时加班的时间过多损害了肝所致，请问平时应怎样注意养肝啊？

答：要养护肝，就要找时间多休息。戒酒，不乱服药。可以提两个穴位供参考：太冲穴、太溪穴。如有条件酉时安神定志片刻，按揉涌泉、太溪穴，或者做十趾抓地动作，同时做赤龙绞海、叩齿、鼓漱、吞津等动作。如有不适，应到正规医院进行相关检查，及时进行调理。

问：请问什么时候按摩肝经最好呢？

答：从理论上讲，在肝经最旺的丑时按摩最好，但此时我们宜保持熟睡，以顺应自然。因此，可以将其改为在同名经手厥阴心包经当令的戌时（19点至21点）按摩，或者采用酉时肾经当令之时按揉肾经原穴——太溪穴，同时按揉肝经原穴——太冲穴。

问：我最近由于工作压力大，现在情绪特别低落，忧郁烦躁、焦虑不安、失眠健忘也成了家常便饭，请问这是不是太劳累了？

答：想明白了就按照正确的生活方式去做，明知故犯，光说不练，结果可想而知。三思之后一定要有所行动，并要成为一种习惯。陶渊明曾言："勤学如春起之苗，不见其增，日有所长；辍学如磨刀之石，不见其损，日有所亏。"此言用在养生修身上也是一样。选择适宜的调养方法及时消除不适症状。

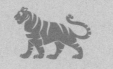

第三章

# 寅时养生
## ——娇生惯养的肺经可以这样养

寅时——3：00～5：00——肺经最旺

寅时经脉气血循行流注至肺经，肺有病的人经常会在此时醒来，这是气血不足的表现。《素问·刺法论篇》中记载"肾有久病者，可以寅时面向南，净神不乱思，闭气不息七遍，以引颈咽气顺之。如咽甚硬物，如此七遍后，饵舌下津令无数。"

# 寅时醒来寻太渊

《素问·灵兰秘典论》指出："肺者，相传之官，治节出焉。"如果把心比作一位君主，那肺就像一位辅佐君主的宰相，协助心脏治理全身，调节气血营卫，沟通和营养各个脏腑。

在时辰养生中，寅时是肺值班。这时大地阴阳开始发生转化，由阴转阳，这时人们需要保持熟睡。寅时睡得好的人，第二天清晨就会显得面色红润，精神也充沛。

肺主一身之气，它具有主持、调节全身各脏腑经络之气的作用。寅时人体气血开始重新分配，心需要多少，肾需要多少，这个是由肺经分配完成的。如果此时醒来，多是肺气不足的表现。因此，过敏气喘、咳嗽等与肺经相关的疾病，通常会在这个时辰发作，尤其是过敏气喘的小孩，常在此时咳到醒来。

有没有办法解决这个问题呢？

根据经络理论，可选取肺之"原穴"太渊穴。原穴是脏腑原气（即元气）经过和留止的腧穴。十二经脉在腕、踝关节附近各有一个原穴，合为十二原穴，如下表所示。

**十二经脉原穴表**

| 经脉 | 肺 | 大肠 | 胃 | 脾 | 心 | 小肠 | 膀胱 | 肾 | 心包 | 三焦 | 胆 | 肝 |
|------|------|------|------|------|------|------|------|------|------|------|------|------|
| 原穴 | 太渊 | 合谷 | 冲阳 | 太白 | 神门 | 腕骨 | 京骨 | 太溪 | 大陵 | 阳池 | 丘墟 | 太冲 |

阴经的原穴即本经五输穴的输穴，阳经则于输穴之外另有原穴。

原，含本原、真元之义。原气来源于脐下肾间，是人体生命的本源，是维持生命活动最基本的动力。原气通过三焦输布于全身脏腑、十二经脉，其在四肢部驻留的部位就是原穴，由此可见原穴对人体非常重要。临床上主要用于脏腑疾病的诊断和治疗。

"五脏有疾，应出十二原"：当脏腑发生病变时，会在原穴表现出来。根据原穴部位出现的异常变化，可以推测、判断脏腑功能的盛衰、气血盈亏的变化。

"五脏有疾，当取之十二原"。在临床上，原穴有祛邪和扶正补虚的功能。取用原穴能使三焦原气通达，从而激发原气，调动体内正气以抗御病邪，临床主要用来调整脏腑经络的虚实来治疗五脏病变。

原穴在具体应用时，还可与其他输穴相配伍。常用的配伍方法有脏、腑原穴相配，原、络相配，原、俞相配，原、合相配等。所以，按五脏有疾当取之原的理论，肺有疾当取肺原穴即太渊穴。

根据《灵枢·顺气一日分为四时》："病时间时甚者，取之输。"即对于按时发病或症状加重的，可以取此时当令经的"输"穴。肺经的输穴还是"太渊"。因为阴经的输穴和原穴是同一个穴位，即"以输代原"。所以还是选择太渊穴。

如果根据"虚则补其母"的理论，应用五输穴时，肺在五行属金，土生金，即土为金母。在肺经上穴性属金的穴位为"经渠"，穴性为土的穴位为"太渊"。所以培土生金，还是要选择"太渊"穴。

个人经验对于寅时醒来难寐者针刺太渊穴，常可一穴见效。这是针灸的临床经验，对于不会针刺者，或没有条件针刺的患者，自己轻柔（轻柔属补，重按为泻）地按摩一下太渊穴，或许能够收效。因为民间中医的经验是，以指代针按揉穴位的效果取决于施术者是否练功。所以，如果自己按揉后不能取效，最好的办法还是到医院请医生诊治。

此外，根据现代医学研究，人体在清晨寅时血压低，脉搏、呼吸次数也少，尤其是清晨4时左右，血压最低，脑部供血量最少，生命力最弱，尤其肺系病、心肌梗死、脑血管栓塞、婴儿猝死症……都易发病，特别是冬季，经常有意外发生。因此，有这些病人的家庭，一定要在寅时多照顾病人，以防意外。

中医养生专家认为：大寒、大热、大风、大雾须避之。肺主皮毛，司肌肤腠理之开合，此时一定要做好防寒暑的工作，这当为首要保肺之道。

平时那些肺部虚弱者，可学习按摩、导引等保健方法，以增强机能、改变体质。一旦察觉肺系病症状，及早治愈，以绝后患。

寅时醒来后要是觉得睡不着的话，不妨披好衣服练习静坐。坐姿以自己能接受的动作，或散盘或单盘或双盘均可。道家认为"天开于子，地辟于丑，人生于寅"，寅时乃肺经当令，肺主一身之气，肺朝百脉，所以是练气的最好时机。两手握固或结印或掐诀置于腹前，存神内守，以舌于口腔中上下搅动舔揉牙齿牙床内外，术称"赤龙绞海"。舌下系带两边有"金津""玉液"两穴，当津液满口时，叩齿鼓漱（次数自定，如果怕影响别人可以直接鼓漱），然后分数次咽下，意随吞咽动作转移至小腹。依法吞咽七次。应该注意的是，在行功过程中呼吸应始终保持自然舒畅，不论有无唾液或唾液多少，皆应做以上意想和吞咽动作。

闭口绞海鼓漱可刺激唾液分泌，现代医学研究证明唾液中含有黏蛋白、球蛋白、淀粉酶、溶菌酶等有机物。因此，"赤龙绞海""吞津"是有充分科学依据的健体防病良方。

此法是通过用舌舐口腔及漱口动作，刺激唾液腺分泌。这种导引方法始见于《黄帝内经》。《素问·刺法论篇》中记载道："肾有久病者，可以寅时面向南，净神不乱思，闭气不息七遍，以引颈咽气顺之。如咽甚硬物，如此七遍后，饵舌下津令无数。"可"使人丁壮有颜色，去虫而牢齿也"。《太上黄庭经》中亦载："口为玉池太和宫，漱咽灵液灾不干。"嵩山隐士太元先生亦于《太元气经》中著述："天地有泉源，非雷霆功则气不能润荡万物。人身有津液，非咽漱则无从溉五脏、蒙五彩……"此法备受历代功家推崇，南北朝陶弘景、隋代巢元方、唐代孙思邈、宋代刘河间及明代高濂和汪昂、石室道人，以及清代方开，还有少林祖师达摩、大文学家苏东坡、明太祖朱元璋之十七子宁献王朱权等历代著名医学家、养生家、武功大师也都奉此法如瑰宝奇术，举不胜举。

为什么肾有病，却在肺经当令的寅时来运功呢？这就是五行学说在养生上的运用，肾属水，肺属金，按照五行理论，金能生水，虚则补其母。补肾也就是用补金的方法，即"金水相生"法。

那么，怎么补肺呢？土能生金，所以临床常用培土生金法。比如，肺气不足者，常用健脾益肺的方法，参苓白术丸就是在此原则下的组方。运动疗法以五行拳为例，五行拳横拳属土应脾，劈拳属金应肺。练拳时适当多练习一下横拳、劈拳，就是取培土生金、健脾益肺之意。知道了五行生克的关系和补泻原则，也就可以化生出很多的方法。

# "窝囊废"其实是"肺窝囊"

《素问·宣明五气篇》中指出:"五脏所藏……肺藏魄。""魄"是什么?就是人的魄力、气魄、体魄。人的"魄"属于精神活动的一部分,代表一种势不可挡的力量。《类经·脏象论》指出:"魄之为用,能动能作,痛痒由之而觉也。"说明人体一些知觉和动作是"魄"作用的结果。

在生活中,常骂一个不成事的人为"窝囊废",是个废物、不中用的家伙。中医里将"窝囊废"也称为"窝囊肺",那为什么不叫窝囊心、窝囊肝、窝囊脾呢?说一个人是窝囊肺,其实也就是说他的肺窝囊。肺有问题、肺气不足也常表现为缺乏"魄"力,就会变得很窝囊。人的肺气足,就会有"魄"力,常能做成大事;而肺气不足的人,连说话声音都很小,表现为缺乏魄力,自然就成了成事不足的"窝囊肺"了。

肺开窍于鼻。鼻为呼吸之气出入的主要通道,与肺直接相连。《灵枢·五阅五使》指出:"鼻者,肺之官也。"如果肺气宣畅,则鼻窍通利,呼吸平稳,嗅觉也灵敏;如果肺失宣发,则鼻塞不通,呼吸不利,嗅觉也差。

据说国外还有这样一句谚语："大人物必有一个大鼻子。"中国在相面时也很讲究：女看眉毛，男看鼻。如果一个男人的鼻子位居中央，周正、挺拔、个大，就能成大事，这也是魄力十足的表现。

魄力足，可不是脑子一热的蛮干，要有理智。凡事都是有利有弊，五行要平衡，弱的要补，太旺盛的要疏导，要把其多余能量往下传，不能让多余的能量克制其他脏器，所以遏制并不是最好的办法，就像治理洪水一样，要多疏导，多分流，实在不听话的再进行克制。

肺气虚常见少气乏力，动则气喘，体虚易感等。临床根据"虚则补其母"的原则，常采用"培土生金"的方法，即健脾益肺法。补肺气的穴位有：肺的"原、输"穴即太渊，或肺的母经脾经的原穴即太白。

五行拳的横拳属土应脾，劈拳属金应肺，可以经常练习以宣降肺之气机。如果练习劈拳的同时练习横拳，根据五行理论则属培土生金法。

# 秋季养肺——该收的时候一定要收

肺气与秋气相通应，肺气在秋季最旺盛。此时，肺的制约和收敛功效强盛。到了秋天，人体的气血运行也随"秋收"而衰落，逐渐向"冬藏"过渡。因此，人也应当顺应秋气而渐收。

如果不收，肺脏很容易受到干燥气候的伤害而患上肺热病，此时病人右脸颊会显得通红，肺气过盛，面色枯槁，胸背和四肢都会感到疼痛，还容易引发上呼吸道感染，出现鼻塞和打喷嚏等症状，严重的会导致慢性哮喘和肺气肿。如果肺脏阴气重而阳气弱，人的身体就会变得黝黑、虚弱、怕冷，很容易感到劳累，在情绪上表现为忧伤、悲愁，容易扰乱精神，人体会有一种说不出的不适感。

秋季养肺应以"收"为主，如何收呢？《黄帝内经》："秋三月，此谓容平。天气以急，地气以明。早卧早起，与鸡俱兴，使志安宁，以缓秋，收敛神气，使秋气平，无外其志，使肺气清，此就气之应，养收之道也。逆之则伤肺，冬为飧泄，奉藏者少。"

## ※ 早卧早起，与鸡俱兴

在这个季节，人们应该"早卧早起，与鸡俱兴"，也就是说，要早睡早起，起床时间要比春季稍晚一些，大体以与鸡活动的时间一致为宜。鸡叫的时候也就是天刚刚亮的时候，所以人们一定把握好这个时机起床。

## ※ 使志安宁，以缓秋刑

到了秋天，精神情绪要保持安定平静，借以缓解秋凉之气对身体的束缚，做到"使志安宁，以缓秋刑"。

## ※ 无外其志，使肺气清

如果您秋天还一天到晚想事情，那您的肺就不够调和了，身体就会变得不好，所以您要开始收敛种种作为，保持平静。怎样才能做到安定平静呢？这就要求人们收敛思绪，控制心情，遇事不急不躁，平静自然，使肺气保持通利调畅。

如果违背上面的法则，就会伤害肺气，到了冬季还会发生顽固腹泻病。这是为什么呢？因为秋季的"收"是冬季"藏"的基础，秋天阳气应当收而未能很好地收，冬天阳气就会应藏而不能藏。

肺是五脏中的娇脏，无论是在秋季，还是平时，我们都要善待它。

手太阴肺经穴位图

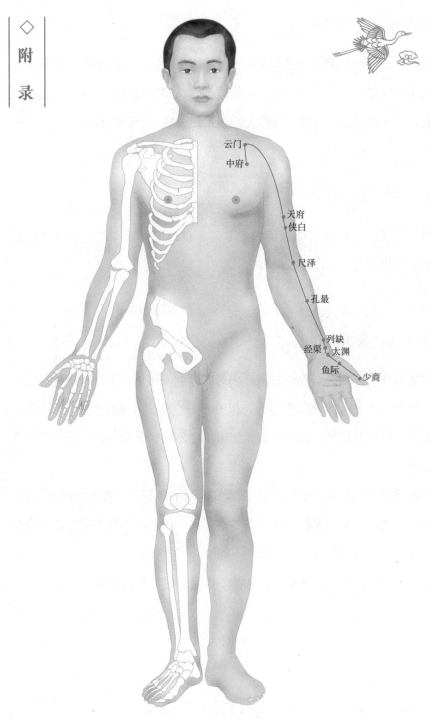

云门
中府
天府
侠白
尺泽
孔最
列缺
经渠　太渊
鱼际
少商

# 养生录

问：经常吹冷气对健康是否有不良影响？

答：中医认为，"形寒饮冷"皆有害于肺，因为肺主皮毛，皮肤是肺的对应部位。如果皮毛感受寒气，会直接影响浅表气血的运行和汗液的排泄，气血运行和汗液排泄一有问题，肺气的宣肃功能，也就是肺的气化功能马上就会受到影响。所以，冷气吹得太过，不利于肺脏的气化功能。"手太阴肺之脉起于中焦，下络大肠，还循胃口，上膈属肺"。吃下凉的东西，寒气从内在肺经影响肺的功能，吹冷气则是由外在体表侵入，其致病结果是相同的。

问：在什么时间按摩肺经最好？

答：当然也是在肺经最旺之时按摩最好，但此时是早上3～5点，是睡眠的时间。因此，我们还可以从同名经上找其他穴位，如在上午9～11点足太阴脾经当令的时段进行按摩，"五脏有疾，当取之原"，选取肺经的原穴（也是输穴，穴性属土，土为金母，肺属金，虚则补其母，故取其母穴）太渊，再加上脾经原穴太白，则有培土生金、健脾益肺之意，有点像参苓白术丸的意味。

问：秋季养肺吃什么样的食物好呢？

答：秋季养肺最好是多吃白梨、白萝卜、百合、莲藕、白木耳等白色食物。根据中医五行理论，五行中的木、火、土、金、水，分别与五脏中的肝、心、脾、肺、肾和五色中的青、赤、黄、白、黑相对应。肺脏与白色都属金，白色应肺。因此，经常吃白色食物可收到养肺效果。

第四章

# 卯时养生

## ——只有大肠经通了肠道才通畅

卯时——5：00 ~ 7：00——大肠经最旺

卯时是大肠值班，此时要养成排便的习惯。起床后宜先喝杯温开水，然后去卫生间把一天积攒下来的废物排出体外。晨起一杯温水，可稀释血液，有防止血栓形成的作用。

# 卯时是最"方便"的时候

《素问·灵兰秘典》说:"大肠者,传导之官,变化出焉。"与其他脏腑一样,中医也给大肠封了一个官儿,叫传导之官。什么是"传导"呢?从字面上理解,即传化和疏导的意思。

根据以上意思,我们也概括出了大肠的两大功能——主传化糟粕和主津。什么是主传化糟粕呢?大肠上接小肠,接受小肠食物残渣,吸收其中多余的水液,形成粪便。大肠之气的运动,将粪便传送至大肠末端,并经肛门有节制地排出体外。大肠主津,意指大肠吸收水分,参与调节体内水液代谢的功能。大肠接受经过小肠泌别清浊作用后所剩下的食物残渣和剩余水分,将其中部分水液吸收,使食物残渣形成粪便,即常说的燥化作用。

大肠主传化糟粕和主津的功能,什么时候发挥得最好呢?那就是卯时,也就是5～7点,此时是这位传导之官在值班。它值班时我们最应该做的就是排便。排便是大肠功能最直接的表现。卯时大肠工作勤奋,一觉醒来,正好如厕。

由于大肠是身体的末端，负责的又是消化后的食物残余，通常气味不佳，因此经常被人们忽略其对健康的重要性。也就说，我们往往只顾享受口腹之欲，却让大肠承担痛苦。常有这样一些人嗜食麻辣火锅等辛辣食物，方便时却如火烧般痛苦；又如现代人嗜食膏粱厚味、肥软精细之物，却因缺乏纤维质，致使残渣不易排出，积留在大肠中，成为致病因子。

为了避免此类事情的发生，我们一定要照顾好自己的大肠，尤其是卯时这一时间段。

在卯时怎么照顾大肠呢？按时排便是最好的方式。

有一种做法就是，每天早上起床的第一件事就是空腹喝一杯盐水，其功效就是清肠排毒。笔者的观点，淡盐水用来漱口，晨起饮水还是温开水为好。不仅如此，一年四季饮水都是这样。为什么呢？

## ※ 晨起饮用淡盐水没有必要

晨起饮水的目的是补充前一夜丢失的水分，并稀释血液。研究和实践表明，白开水是承担这一任务的最佳选择。其他饮品，不论浓度高低，都不能起到白开水的保健功效。相反，可能造成血液的进一步浓缩。在正常生理情况下，人体对盐的需要量很小，仅为每日 2～3 克，自然饮食完全可以满足。如果没有大量出汗或其他特殊需要，没有必要饮用淡盐水，特别是没有必要养成饮用淡盐水的习惯。为了口腔消毒，或缓解咽喉肿痛，用淡盐水或饱和的浓盐水漱口是一种有效方法，但这与饮用淡盐水不是一回事。

## ※ 晨起饮用淡盐水有一定风险

不论健康人、高血压病人或伴有高血压的其他疾病患者（如糖尿病等），增加盐的摄入量都可能升高血压。对健康人，血压升高的结果可能还不至于造成高血压，但对于高血压患者，则可能是雪上加霜，导致病情波动。通常，晨起是一天中血黏稠度最高的时候，血压也达到第一个高峰，对心脏病患者来说，清晨是病情波动最危险的时期。因此，任何促使血压升高的因素，如饮用淡盐水等都应尽量避免，高血压患者尤应注意。

## ※ 个体、群体不同

在饮食上，个体和群体是两个概念。有时，我们会遇到这样的情况：有的人吃盐较多，但血压并不因此升高。其实，这不奇怪——所谓"高盐摄入导致血压升高"的观点，是从群体角度得出的，是对群体中绝大多数个体都适用的原则。但具体到个人，因存在个体差异，情况可能不尽相同，但不能因某个个体的特殊性否定适用于群体的普遍原则。从科学的角度看，个体采用群体的基本原则指导自己的饮食是最为安全和适宜的做法。个体如果能做到避免高盐摄入这一群体原则，那么，可以将导致血压升高的饮食危险因素降到最低。

既然说到喝白开水，对于高血压患者来说，喝白开水也是有讲究的。

首先，高血压病人要保证每天三个时段有水喝。一是晚上睡觉前半个小时，防止晚上因为水分散发导致血液黏稠。二是半夜，如果醒来去厕所，也要再补充一杯水，或者喝上几口。三是一觉睡醒后，再来一杯水，避免血液黏稠时就开始一天的各种活动，以免引发血栓。

补充身体水分的饮水方式也要点滴而入，不可用灌的方式，更不可饮用冷水。

# 合谷穴是大肠经最好的献礼

大肠经为手阳明经，在十二经中有独特的应用，有养阳、生津、通腑等作用。如果手阳明大肠经的经气发生异常变动，就会导致牙齿疼痛、颈部肿大等症状。

大肠经上有一个支脉，是从缺盆走向颈部，通过脸颊，到下牙龈后回绕至上唇，分左右交会于人中，夹鼻孔两侧接足阳明经。所以，口角常出现溃烂的人，可以刺激大肠经以改善症状。如何改善呢？方法很简单，只要用指压或刺激经络上的穴位如合谷穴，经络本身就可以跟它相关的肌肉、骨头、血管、关节联络，改善循环不顺畅的问题，甚至还可以治疗远端的疾病。《四总穴歌》里的"面口合谷收"说的就是这个道理。

说到合谷穴，它可是大肠经送给人体最好的礼物。

合谷穴，也就是常说的虎口，它是大肠经的原穴。合，汇也，聚也；谷，两山之间的空隙也。合谷就是指大肠经气血会聚于此并形成强盛的水湿风气场。为什么还叫虎口呢？虎，八卦中的寅木也，风也；口，出入之所也。

虎口意指穴内的气血物质的运动形式为风木的横向运动。

合谷穴又名含口。含，包含、容纳也；口，脾胃之属也。含口意指本穴的气血物质有脾土的长养特性。因此，常按摩此穴还有健脾胃的作用。

合谷穴位于手背上第一、第二掌骨间，第二掌骨桡侧中点处。下面是一个简单的取穴方法：用一只手的拇指第一个关节横纹正对另一只手的虎口边，拇指屈曲按下，指尖所指处就是合谷穴。

只要按摩合谷穴，就可以使合谷穴所属的大肠经经脉循行之处的组织和器官疾病减轻或消除。合谷穴的功效数不胜数。

1. 治痔疮

痔疮发作、便血时，可以按摩或搓揉合谷穴，用指尖、笔芯按摩或搓揉都可以，只要有酸胀感就表示得气了。肺经的孔最穴也很有效。需要注意的是，指压时应朝小指方向用力，而并非垂直手背按压，这样才能更好地发挥此穴的疗效。

2. 缓解下齿痛

手阳明大肠经经过下牙龈，下牙疼时可以按合谷穴5分钟，疼痛会减轻。如果患牙龈炎，并且持续时间较长，反复发作，经常按压合谷穴也能收到意想不到的效果。上齿痛需要取胃经的内庭穴。

3. 救治晕厥

合谷穴还是一个急救穴。如果因中暑、中风、虚脱等导致晕厥时，可用拇指掐捏患者的合谷穴，持续二三分钟，晕厥一般可缓解。如果同时用指尖掐按人中穴，醒脑回苏的效果更好。

此外，平常鼻子过敏者，也可以常常按压合谷，以缓解症状。

尽管按压合谷穴的好处很多，但是在实际操作时需要注意，孕妇不宜按摩合谷穴，更不要针灸，文献记载针刺合谷穴有可能会导致流产。

# 让人不安的便秘和腹泻可以这样治

对于便秘与腹泻，通常的说法是：体内有热时，造成的就是便秘现象；体内有寒时，就可能造成腹泻现象。但实际情况不只这些，要确定是哪些证型，还是要请医生诊断，这里暂不详述。

## ※ 便秘是百病之源

现代人生活紧张、工作压力大，有的人又吃了太多荤腥之食或不容易消化的精细食物，若新陈代谢不理想的话，就会出现便秘、口臭等现象。

便秘是百病之源。短期便秘是肠道健康亮起红灯的警讯，长期便秘则是肠道健康的无形杀手。长期便秘，也就是我们所说的习惯性便秘，会因体内产生的有害物质不能排出，而引起腹胀、口臭、食欲减退和易怒等身体中毒症状。还会使身体发胖、皮肤老化，引起贫血、肛裂、痔疮、直肠溃疡等疾病。

食物是治疗便秘的最好药物。经常便秘的人，应该多吃润肠、滑肠、含纤维素较多的食物。其中，核桃就是通便的法宝。

方法很简单：核桃仁、芝麻仁各 30 克，捣烂后用开水冲服。这两种食物均含大量油脂，有助于润肠，可消除便秘宿疾。如不捣烂，可直接口嚼少量，嚼极碎后吞下也可。

如果平时常感口干舌燥，而且失眠、多梦，多是肝火旺所致，也常引发大肠病，引起便秘或热痢。因此，每天清早最好保证饮食清淡，甚至吃素食，或吃水果，有助于大肠排泄。

生活中很多老年人，都会发生便秘，主要存在以下几个原因。

有的老年人因为年纪大出现阴虚现象，阴虚就是津液不足。如果大肠津液不足，就会引发火气，进而引起大便干燥、困难。有的老年人并不一定是津液不足，而是肺气虚，肺与大肠相表里，肺出了问题，也会影响大肠的蠕动功能，进而造成便秘现象。

此外，有些老年人的便秘习惯与精神压力、紧张有关，或因情志因素造成肝气郁结，或因情绪过度亢奋而化火，也会产生便秘。因此，人到老年，保持良好的心态也是对大肠的最好保养。

## ※ 腹泻

一想到腹泻，脑海里都会浮现出一天冲进厕所好几次的情景。实际上，腹泻几乎与排便的次数无关。即使一天只排便一次，如果大便呈泥状或水状，就是腹泻；一天上五六次厕所，但如果是有形状的大便，就不能称为腹泻。

中医论腹泻，是要辨证论治的。例如，因吃坏肚子而致的急性腹痛、腹泻，乃主张"通因通用"，也就是通过吃泻药来排除体内毒素以止泻。有人在卯时天亮即习惯性肚脐痛，继而拉肚子，此称"鸡鸣泄"，也称"五更泄"，这是命门火衰造成大肠经不能提升而致的腹泻，需要补脾肾以止泻。针刺穴位时，常取大肠的下合穴上巨虚并配合中脘、关元、天枢以治疗腹泻。水样泻，取小肠的下合穴下巨虚。腹泻不很严重时，可以参考上述穴位按揉，有可能因为取穴不准或按揉不得法而无效，故应及时求医以免延误病情。慢性腹泻的原因非常复杂，不一定由肠道炎症引起。其他一些疾病的早期表现不典型，有时可只表现为慢性腹泻，如糖尿病、甲亢、肝癌、大肠癌、溃疡性结肠炎等。

最后，需要提醒大家的是：如果大便次数、质地、形状改变（如变细）等，可到医院检查以确定是否为肠道恶性病变。

对于习惯性便秘或腹泻，我们不要去习惯它、纵容它，关爱健康就是关爱我们身体的点点滴滴！

# "莫饮卯时酒"与"再三防夜醉"

我们的祖先认为"酒为诸药之长"。它性温，味甘苦辛，有散寒气、通血脉的作用。《黄帝内经》中指出"辛入肺"，酒味辛，先入肺，肺与大肠相表里，饮酒应取其升阳发散之性，使阳气上升，肺气更强，促进气血流通。

适量的饮酒对肺经、大肠经都有一定的好处。但是饮酒并不是一件简单的事，需要掌握一定的时间和方法。

据说在浙江省平湖市城郊之北钟埭镇，过去沿袭一种早晨喝"卯时酒"的饮食习俗。在这里，喝"卯时酒"的一般多是老年人。以前没有电视，人们睡得早醒得也早，一般在早上5点钟就要起床上街，然后到小镇里选择一个固定小酒店，要一些猪头肉、猪耳朵、五香豆腐干、油盐发芽豆等小菜，来上一二杯散装烧酒，边吃边饮，此法便叫饮"卯时酒"。

从中医角度来说，喝卯时酒其实是对健康不利的。"莫饮卯时酒，昏昏醉到酉"，也就是说早晨喝完酒会醉一天。

对于现代人来说，如果你是一个上班族，喝卯时酒会影响你一天的工作效率，而且常喝卯时酒还会给健康带来危害。一日之"饥"在于晨，空腹饮酒会导致神志恍惚、损害肝脏功能、引发意外事故，甚至危及生命。《琐碎录》论"莫饮卯时酒"。《备急千金要方》论"一月之忌者，暮无大醉"。这些都说明饮卯时酒对健康不利。

为什么说卯时饮酒对人体伤害最大呢？这是因为，人体产生的有毒物质是依靠肝脏来清除的。肝脏的工作效率，晚上较高，清晨较低。若早点时饮酒，肝脏无力及时解毒，导致血液中酒精浓度提高，必然对身体有害。

酒，不仅在卯时不可以饮，且在晚上也不要多饮。古人指出："再三防夜醉。"《本草纲目》也指出：人知戒早饮，而不知夜饮更甚。既醉且饱，睡而就枕，热拥伤心伤目。夜气收敛，酒以发之，乱其清明，劳其脾胃，停湿生疮，动火助欲，因而致病者多矣。也就是说，到了晚上，夜气收敛，一方面所饮之酒不能发散，热壅于里，有伤心伤目的害处；另一方面，酒本是发散走窜之物，会扰乱夜间人气的收敛和平静，导致人体生病。

那什么时候饮酒好呢？《老老恒言》认为："酒固老年所宜……午后饮之，藉以宣导血脉，古人饮酒，每在食后。"这说明饮酒的最佳时间，应在每日中午吃饭后。

当然，饮酒一定要适度，这是关键。少饮有益，多饮有害。宋代邵雍诗曰："人不善饮酒，唯喜饮之多；人或善饮酒，唯喜饮之和。饮多成酩酊，酩酊身遂疴；饮和成醺酣，醺酣颜遂酡（tuó 饮酒后脸色变红，将醉）。"这里的"和"即为适度。无太过，亦无不及。太过伤损身体，不及等于无饮，起不到养生作用。

◇ 附 录

手阳明大肠经穴位图

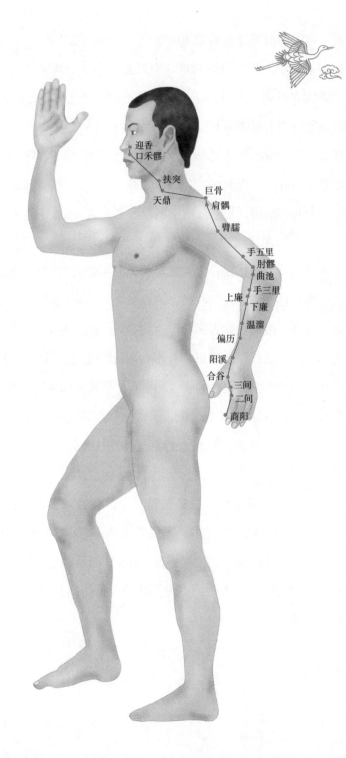

迎香
口禾髎
扶突
天鼎
巨骨
肩髃
臂臑
手五里
肘髎
曲池
手三里
上廉
下廉
温溜
偏历
阳溪
合谷
三间
二间
商阳

# 养生录

问：我最近排便不是很正常，也没有什么时间规律，有时是一天一排，有时两天一排，请问这是怎么回事？

答：到医院做一下检查，如果不是疾病原因引起的排便异常，那这种情况可能是由于饮食无规律或情绪波动大造成的，大可不必担心。最好养成每天在同一时间排便的习惯，这样即使没有很明显的便意也可以排出来。建议卯时不要仍躺在床上睡觉。

问：请问清晨锻炼对大肠经有好处吗？

答：清晨不宜过早锻炼，尤其是年老体弱、危重病人，此时更不要轻举妄动，以免扰乱了体内生物钟的正常运转。老年人总的锻炼原则是跟着太阳出没。日出后日落前锻炼最好。

问：我每年冬天都会感冒。一次闲暇时看到书上说按摩迎香穴可以预防感冒，可是我按摩了几次也没见效果，是不是我按摩方法错了？

答：您可以从入冬开始，每天晚上睡觉前，用双手的大拇指关节按揉迎香穴（在鼻翼最宽处的两边），从紧贴着鼻翼最宽的部位向上搓到鼻梁骨处，然后再回到鼻翼最宽处为一次，一般要按揉 100 次左右。注意按揉迎香穴时稍微抹点润肤油，动作不宜太大，以免弄伤皮肤。迎香穴是大肠经最后一个穴位，手阳明大肠经的第一个穴位是商阳，肺经的最后一个穴位是少商。少商、商阳都是井穴。您可以再配合一个小动作，就是点钞票的动作，还要捻一下，临床做头皮针行针时常用点钞票的手势迅速捻针，不过从经络理论上讲，这个动作可以有效调理手太阴肺经和手阳明大肠经的气血。

# 第五章

# 辰时养生

## ——辰时是胃经"瓜分"食物的最佳时刻

### 辰时——7：00 ~ 9：00——胃经最旺

辰时养胃就要按时吃早餐。如果你每天早晨都不给胃吃饱，时间久了，消化道溃疡病就容易找上门。饭后 1 个小时循按胃经是一个不错的选择，这样可以启动人体的"发电系统"，调节人体的胃肠功能。

# 胃是人体能量的发源地

胃是机体对食物进行消化吸收的重要脏器，"人以胃气为本"，突出了它的重要性。

胃在膈下，中医将其分为上、中、下三部分。胃的上部称上脘，包括贲门；中部称中脘，即胃体部位；下部称下脘，包括幽门。

贲门是胃的上口，幽门是胃的下口。

为什么说胃是人体能量的发源地呢？《素问·五脏别论篇》指出："胃者，水谷之海，六腑之大源也。"其意思是说，胃是储存饮食的器官，有"水谷之海"之称，是生成营养物质供给五脏六腑活动的源泉。

胃是如何为人体提供能量来源的呢？这要从它的生理功能说起。

※ 主受纳，腐熟水谷

胃主受纳，腐熟水谷。《类经·脏象类》："胃司受纳，故为五谷之府。"

如何理解胃主受纳，腐熟水谷呢？

我们可以通过胃字的构造来分析：胃字下面的"月"表示胃的质地，上面的"田"则体现胃的功能。田是种植和出产粮食的地方，而在人体，这个"田"就是生产人体需要的各种养分的地方，是人体的能量之源。所以，胃在人体中的作用主要是容纳、消化食物，使之转化为人体可以吸收利用的营养物质。

受纳，是接受和容纳的意思。受纳于胃的水谷，在胃的不断蠕动及胃中阳气的蒸化下，使水谷变成食糜，有利于进一步消化吸收，这个过程中医称之为腐熟。

胃的受纳、腐熟水谷功能必须与脾的运化功能相配合，缺少了脾胃的正常运转，饮食的消化和吸收功能则不能正常进行，人体的生长发育、新陈代谢也就没有了物质来源。脾胃在人体中的重要性可想而知，所以中医称脾胃为"后天之本"。

## ※ 主通降，以降为和

胃在完成受纳和腐熟水谷之后，还要将初步消化的食物传递到小肠，在那里完成对食物精华物质的吸收。所以，胃还必须具备向下传递食物的功能——主通降。精华被吸收后，剩下的下移大肠，形成大便，排出体外。

通降是胃生理功能中的一个重要环节，中医称胃"以降为和"。如果胃失和降，饮食滞留于胃，就会出现胃脘胀痛、不欲饮食等症；如果胃气上逆，则发生恶心、呕吐、嗳气、呃逆等症。另外，胃气不降还会影响脾的升清作用。

# 早餐宜吃温热的食物养胃

"内伤脾胃，百病由生。"脾胃在五行中属土。要让土地化生万物，就一定要有适宜的温度。现在很多人喜欢在清晨醒来后饮凉白开以求通便，或喝蔬菜汁，说这样能直接摄取蔬菜里的营养并清理废物，有的还喝碳酸饮料。人体气血得热则行，遇寒则凝，晨起时吃喝冷的食物，必定使体内各个系统更加挛缩、血液流通更加不顺。因此早上第一口食物，应该是温热的食物。

辰时气血流注于胃经。营养丰富的早餐给胃提供了丰富的原料，胃就可以在"上班"的时候有活可干。

《素问·经脉别论》："食气入胃，散精于肝，淫气于筋。食气入胃，浊气归心，淫精于脉，脉气流经，经气归于肺，肺朝百脉，输精于皮毛……饮入于胃，游溢精气，上输于脾，脾气散精，上归于肺，通调水道，下输膀胱，水精四布，五经并行。"

该如何养胃呢？那就是按时吃好早餐。经过整整一个晚上，睡醒后吃饭胃会尽全力消化。中医认为，胃经是多气多血的经脉，它对我们一天之中营养的来源、体力、精力的供输十分重要。有了充沛的活力，才能应付一整天的工作。

早餐怎么吃才好呢？除了掌握正确的时间，早餐的内容也要有新意。具体来说，早餐宜食五谷类主食，不宜荤腥。一般来说，起床后活动 30 分钟再吃早餐最为适宜，早餐应该享用热稀饭、热燕麦粥、热豆花、热豆浆和芝麻糊等，再配着少量蔬菜、面包、水果等。

辰时是人体阳气旺盛的时候，此时吃饭最易消化，再多热量也能吸收，吃得再多也不会肥胖。因此，有些人为了减肥不吃早饭的做法是错误的。幼儿园一般是在早晨 8 点吃早餐。

可是很多学生却常不吃早餐就上学，这个不良习惯非常值得家长们重视。此外，一些朝九晚五的上班族也很少吃早餐，或早餐质量不好，久而久之，这些人精神不振、气色很差。很多人将之归罪于前一天晚上睡眠差，其实这与当天不吃早餐也有很大关系。对女性来说，不吃早餐会导致胃经气血不足，进而导致皮肤干燥、起皱和贫血，加速衰老。因此，无论是上班族，还是学生族的家长，每天早起一刻钟，给自己和孩子准备一顿优质的早餐，应是每天的"必修"功课。

早饭一定要吃，其重要性可用"早饭如春雨之于禾苗"来概括。

人们常说"春雨贵如油"，是因为它对作物的生长来说很重要。在南方，春季正是越冬作物如冬小麦开始返青并到乳熟期，需要很多的水；在北方，玉米、谷物等从播种到成苗，也需要有充足的水，因此春天的雨水尤显重要。

形容春雨还常用一个词——春雨绵绵。"绵绵"说的是春雨细润、悠长，对大地有慢慢滋润的作用。早晨相当于一天中的春天，吃早饭也应该像春雨般绵绵，只有这样才能滋养好我们的脾胃。

　　胃有腐熟的功能。胃作为一个空腔脏器，是饮食磨碎和初步消化的地方，而要磨碎和消化食物，首先要使食物在一个固定的空间停留一定的时间，胃就是食物停留等待进一步加工的第一个场所。

　　食物停留于胃，经过胃的蠕动和胃液的消化，得到初步加工，原先的大颗粒食物转化为小颗粒食物，这些小颗粒食物分解成小分子物质，顺利通过消化道黏膜进入血液，而大分子物质只能通过粪便排出。如果向胃肠"绵绵"输送的营养物资都是液体或糊状的细小颗粒，不就能很快消化、吸收了吗？所以，吃饭要细嚼慢咽。其实，细嚼慢咽的吃饭方式比食物本身更养胃。

　　进食是生活中非常重要的一件大事，我们的胃承受着很重要的任务，所以我们要善待自己的胃、珍惜自己的胃。

# 足三里是胃经最得力的干将

在胃经的穴位中，为什么把足三里单独提出来呢？这主要在于足三里的成绩在各穴中最为突出。足三里位于外膝眼下约 3 寸，距胫骨前缘一横指处。中医五行学认为，脾胃属土，胃经上的足三里是土经中的土穴，具有健脾和胃的功效。

据说日本有一个长寿家族，这个家族的家庭成员透露了他们的保健秘法：常灸胃经足三里穴；该家族成员凡年届三十者必奉行此法，年寿皆能逾百而无病。《黄帝内经》中指出，灸足三里能增进食欲、促进机体生长。《针灸大成》中也提出艾灸足三里和绝骨可以预防中风……

民间也有"常灸足三里，胜吃老母鸡"一说，为什么灸足三里与吃老母鸡有同等功用呢？

中医认为，鸡肉能补肾益精、补益脾胃、补血养阴，可用于治疗阳痿、遗精、少精、食欲不振、面色萎黄或产后体虚、头晕、少乳及闭经、月经量少等。老母鸡的补益作用更高，对于病久体虚的人颇为适宜。人们在不断与

63

疾病做斗争的过程中，发现足三里具有和鸡肉类似的作用，是人体的保健要穴，同样具有补肾益精、补益脾胃、补血养阴的作用。故有"常灸足三里，胜吃老母鸡"一说。

作为胃经要穴的足三里，被中医养生专家称为强壮要穴。如果经常艾灸此处，可有效增强抗病能力，提高健康水平，保持旺盛精力。

民间还有一句谚语"若要安，三里常不干"。这句话的字面意思是，如果想要身体安康，就要使足三里常常保持湿润的状态。怎样保持这种"不干"的状态呢？就是采用瘢痕灸的方法，即将艾炷直接置于穴位上点燃施灸，灼伤皮肤后，使之起疱流水保持湿润，甚至化脓，最后常留有瘢痕，以形成对穴位的持久刺激。因留有瘢痕，为避免影响美观可以采用艾条悬灸的方法，灸时用艾条对准穴位，调好距离施灸，待穴位皮肤出现红晕即可，艾灸时宜选在辰时。如果平时上班没有时间，或有时间但怕艾灸的烟气，可以用前面介绍的刺激阳明经的方法在开车、办公、临睡以及其他您认为方便的时间操作。

◇
附 录

足阳明胃经穴位图

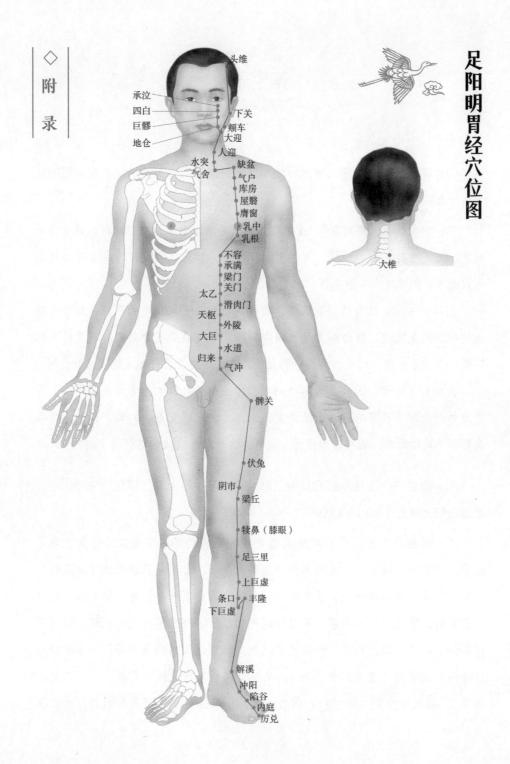

头维

承泣
四白
巨髎
地仓

下关
颊车
大迎
人迎

水突
气舍

缺盆
气户
库房
屋翳
膺窗
乳中
乳根

不容
承满
梁门
关门
滑肉门
外陵
水道
气冲

太乙
天枢
大巨
归来

髀关

伏兔
阴市
梁丘

犊鼻（膝眼）

足三里

上巨虚

条口
下巨虚

丰隆

解溪
冲阳
陷谷
内庭
厉兑

大椎

# 养生录

问：我在天热时总喜欢吃冰的或喝冷饮，我想问一下，这些食物对胃的功能有什么影响？

答：中医认为"寒则凝"，虽然在大热天喝冰水很痛快，但这样的做法是不对的。天气热时气血运行快，有利于新陈代谢；如果我们此时喝冰水就会造成气血凝聚，影响体内气血循行。

生活中一些女性有痛经的困扰，如果在行经前吃太多冰的东西，就有可能会使痛经反复发作。痛经即是气血凝滞导致。寒气造成气血凝聚，凝聚后气血不通，不通就会痛。因此，有痛经的女性，在月经前应忌食冰凉的食物和饮料。

也许有人认为，天气热喝冰冷的东西才会解渴。其实，身体会觉得热，是因为体内储存了较多的热，无法散发出来，才使人感觉热、口渴，此时，如果我们喝下温热的水，则有助于排汗、散热，这才是有效的散热解渴方法。

问：我是一个爱长痤疮的女生，每次痤疮侵犯脸上时，便秘也来凑热闹，难道它们之间有什么内在联系吗？

答：据临床观察，大多数痤疮患者都有不同程度的便秘以及排便不爽等症状。经常长痤疮的人，说明其体内毒素太多了。毒素一旦被机体重新吸收后外发于肌肤，蒸熏面部就会发生痤疮。人体内的毒素还会阻碍人体气机，影响气血运行，导致内分泌失调，致使痤疮更加严重。要想解决这一问题，除到医院请医生诊治、起居有常、食饮有节之外，还可以辅助调理阳明经，阳明经包括手阳明大肠经（重点穴位合谷）、足阳明胃经（重点穴位天枢、梁丘、足三里等）。调理方法可以是拍打、敲打、捶打、循按等。下肢足阳明胃经的穴位如果不方便用手调理，我给大家介绍一些小窍门。大家可能会发现，穿高跟鞋的女士在累了的时候会无意识地勾起脚尖，大家可以试一下这个动作，如果站着，就稍息前伸一只脚，然后勾脚尖。如果坐着，可以勾起两只脚。坚持一会儿就会感到足三里往下有发热感，这时可以放下休息。其实这个方法可以有效刺激足三里区，我们可以把这一无意识的动作变成一种有意识的锻炼，武术桩法中就有这一练法。对于不敢自己针刺，又怕艾灸烟熏，又要避免因拍打穴位让别人担心下肢有病，可以经常采用这种方法刺激胃经上的足三里、上巨虚、下巨虚。如果脚尖勾起外摆，可以刺激胆经的阳陵泉。如果可以脱掉鞋子，则可以用一只脚跟放在另一只脚的脚背上，用自身肢体的重量按压脚上肝经的太冲、行间及胃经的冲阳、陷谷、内庭等穴位。

问：我最近常感胃胀、恶心、呕吐，没胃口，请问按摩什么穴位较好？

答：先到医院做一个检查，及时请大夫治疗。如果检查后没有大问题，自己又不愿意用药，又怕针刺，又嫌耳穴贴敷有碍形象，可以自己按揉足三里、丰隆、太冲等穴，如果自己找穴不准，请大夫指导一下，还可以请家人帮助提捏按揉背腰部的膀胱经腧穴。如果自己调理效果不理想，请及时到医院请大夫诊治。利用中医经络理论的非药物调理方法有很多，如按摩、导引、六字诀等。

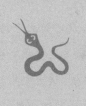

# 第六章

# 巳时养生

## ——脾为后天之本

**巳时——9：00～11：00——脾经最旺**

《素问·灵兰秘典论》说："脾胃者，仓廪之官。"金元时期著名医家李东垣在其《脾胃论》中指出："内伤脾胃，百病由生。"可见脾胃不分家，养好脾的同时也要养好胃。巳时是脾经值班，不食用燥热及辛辣刺激性的食物，以免伤胃败脾。

# 脾为后天之本、气血生化之源

中医讲究整体观念，讲脾不离胃，讲胃不离脾，常脾胃并称。中医的脾胃不是现代医学解剖学上的脾与胃，就生理和病理而言，中医所讲的脾胃包括了整个消化系统，远远超出了解剖学意义上的脾和胃的范畴。

在五行中，脾属土，土位居中央，四方兼顾，土能生化万物。脾与胃，一阴一阳，互为表里，脾与胃共同参与饮食的消化吸收。《素问·灵兰秘典论》讲到："脾胃者，仓廪之官，五味出焉。"将脾胃的受纳运化功能比作仓廪，可以摄入食物，并输出精微营养物质以供全身之用。人以水谷为本，胃主受纳水谷，脾主运化精微营养物质，可见脾胃在人体占有极为重要的位置。

中医认为，脾为后天之本，气血生化之源。人出生后，所有的生命活动都有赖于后天脾胃摄入的营养物质。先天不足的，可以通过后天调养补足，同样可以延年益寿；先天非常好，如不重视后天脾胃的调养，久之就会多病减寿。

　　胃主受纳，脾主运化。食物进入胃以后，由胃进行磨化腐熟，初步消化食物，将其变成食糜，然后由脾进行消化、吸收，化生为精微营养物质。因此，只有脾与胃的正常生理功能相互协调，才能正常发挥作用，完成上述功能。脾为阴土，喜燥恶湿；胃为阳土，喜润恶燥；脾的运化有赖于胃阳的动力，胃的受纳有赖于脾阴的资助，而且不燥不湿、不冷不热，两者相辅相成，才能完成纳运过程。脾恶湿故多湿证，胃恶燥故多燥证，临床常见脾虚湿困、胃阴不足者。

　　胃主降浊。食物入胃，经胃的腐熟后，必须下行进入小肠，才能进一步消化吸收，故胃以降为和；脾主升清，脾气上升，水谷精微等营养物质才能输布到全身发挥其营养功能，故脾以升为顺。

　　脾与胃居于中焦，是升降的枢纽，其升降影响着各脏腑的阴阳升降，因此脾胃健运，脏腑才能和顺协调，元气才能充沛。所以，在调理机体时尤其注意调理脾胃气机。

　　脾胃居中土，与其他脏腑关系密切，脾胃有病很容易影响其他脏腑，肝、心、脾、肺、肾对应木、火、土、金、水，五脏对五行，很容易出现相生相克的疾病传变现象。所以《慎斋遗书》有言："脾胃一伤，四脏皆无生气。"

　　脾的运化水谷精微功能旺盛，则机体的消化吸收功能才能健全，才能为化生精、气、血、津液提供足够原料，才能使脏腑、经络、四肢百骸，以及筋肉、皮、毛等组织得到充分的营养。反之，若脾的运化水谷精微功能减退，则机体的消化吸收机能亦因此而失常，故说脾为气血生化之源。

# 口唇是脾经的一面镜子

"脾开窍于口"即饮食口味及食欲的正常与否与脾的运化功能有密切关系。一个人的脾经通畅，即可饮食有味、食谷感觉香甜，这样则营养充足，小孩长得健壮，大人则气血充足，肌肉健美；反之，如果一个人脾失健运，则可出现食欲减退或口味异常，如口淡无味、口甜、口腻等。

《素问·五脏生成篇》记载："脾之合，肉也；其荣，唇也。"这是说，口唇的色泽与全身气血是否充盈有关，而脾胃为气血生化之源，所以口唇的色泽是否红润，实际是脾运化功能状态的外在体现。

生活中有些小孩晚上睡觉常流口水，这是后天脾胃虚弱的缘故，而脾主肌肉，开窍于口，在液为涎；气对液有收摄作用，脾气虚，不摄液则流涎。脾虚之人肌肉弹力不足，容易松弛，因此睡后会张口，形成口水外流。其实有些成年人也会这样。在正常的情况下，我们睡后不会流口水，如果经常有此现象，即显示脾气虚。比如，有的人过度劳累耗伤脾气，侧卧时可能会出现流口水，恢复体力后即可消失。

流口水也称流涎，属于唾液分泌过多。如查不出任何原因而出现流口水，称为特发性唾液过多，原因目前尚不完全明了，现代医学认为可能与副交感神经紧张性亢进有关。另一方面，由于口腔或其他部位患病引起唾液分泌过多，称为继发性唾液分泌过多症。其原因很多，可分为真性唾液分泌过多和假性唾液分泌过多两种情况。

真性唾液分泌过多的原因主要有口腔炎、咽炎、舌炎、齿龈炎等口腔疾病，以及假牙不合适引起的刺激；汞、铅、碘、砷及尼古丁等药物中毒或刺激；脑炎、脑性麻痹、癫痫、帕金森综合征、自主神经功能紊乱等神经精神疾病；突发性甲状腺肿、糖尿病等内分泌系统疾病等。

假性唾液分泌过多，是口腔唾液去路受阻所致。其主要原因是，食管狭窄或肿瘤、瘢痕等引起通路障碍；口腔、咽喉等部位术后引起舌咽神经麻痹，导致口腔唾液难以顺利下咽。而神经、舌神经及下颌运动功能障碍，老年人唾液腺萎缩，可因服用药物导致药源性唾液分泌过多等。因此，若老人口角常流口水，做子女的应该引起注意，带老人去医院口腔科检查。

流涎，也就是平常说的流口水、流哈喇子，可以推测是脾的问题。根据中医理论清稀者属于"涎"，为脾之液，脾气虚不摄液可造成流涎。"唾"则是较稠黏的，根据"五脏化液"理论，涎为脾之液，唾则为肾之液。较稳妥的办法，还是及时到医院请有经验的医生进行诊治，以免耽误病情。

有的老人突然感觉疲劳乏力，侧卧流涎，没有及时治疗，结果次日半身不遂，原来前一天的流涎乏力是中风先兆。一年分四季，如果人生也分四季，老年可以比作秋季，常说多事之秋，所以老年人的不适症状一定要充分重视，一定要结合平时的健康体检情况综合考虑，别把中风先兆流涎当作脾虚。即使应用食疗也宜在排除危险病变之后，且应遵医嘱的饮食宜忌，作为配合治疗的辅助方法。

# 思伤脾——思念也是一种病

《黄帝内经》认为，人有喜、怒、悲、思、恐五志，也就是五种情绪，这是五脏的功能表现之一。五脏与五志的对应关系是：心主喜、肝主怒、肺主悲、肾主恐、脾主思。五志与五脏，情绪与脏器，相互影响，相互关联。也就是说，平时过于欢喜就会伤心，大怒就会伤肝……如果过度思虑的话，就会伤脾。如果伤了脾胃，则食欲不振。

有一次，一位女孩说男友与自己刚刚分手了，当时自己哭了一整天，现在不仅情绪不好，而且连饭也吃不下去了，而且总感觉浑身无力，问笔者是不是得了什么病。按中医理论她这种情况是忧思过度，脾气郁结，运化失常所致。《素问·举痛论》有言："思则气结……思则心有所存，神有所归，正气留而不行，故气结矣。"

思是什么？

《灵枢·本神》言：所以任物者谓之心；心有所忆谓之意；意之所存谓之志；因志而存变谓之思；因思而远慕谓之虑；因虑而处物谓之智。故智者之养生也，必顺四时而适寒暑，和喜怒而安居处，节阴阳而调刚柔，如是则僻邪不至，长生久视。

思是人体意识思维活动的一种状态，本是心主神志功能活动的体现。中医学认为，思与脾的关系甚为密切，故有"思出于心，而脾应之"的说法。

正常思考问题，对机体的生理活动并无不良的影响，如军队要打仗，先要制定一个总的战略，这是正常的思。但在思虑过度、所思不遂等情况下，就能影响机体的正常生理活动。其中最主要的则是影响气的正常运行，气机失调，导致气滞与气结。因此，思虑过多，会影响脾的运化功能，导致脾胃运化失常，消化吸收机能障碍，常出现脘腹胀闷、食欲不振、头目眩晕等症，即所谓"思则气结"。

其实，针刺穴位或吃汤药只是帮助患者快速梳理体内气机，有助于自己进入良性循环而已。

# 小病不求人，但求按脾经

脾经属足太阴经脉，从足大趾前端沿内侧上行足内踝前，过下肢内侧，在腹股沟附近转入腹内，属脾脏，络胃腑，上膈膜，直抵咽喉部；然后连舌根、出舌下；另一条支脉从胃往上，过膈膜，注入心中。

如果脾经经气出现异常，会出现舌根强直、食则呕吐、胃脘疼痛、腹内发胀、时时嗳气等症状。此外，还会出现全身上下均感沉重等病象。

脾经共有 21 个穴位。首穴隐白，末穴大包。在各穴位中，隐白、太白、公孙、商丘、三阴交、地机、阴陵泉、血海都是治病好手，对付一些常见的小痛小病可以说手到擒来。

## ※ 艾灸隐白穴止"功血"

一位中年女性患者，过去每月月经量多，且来势很猛，自诉体检没有子宫肌瘤，这个月已经持续十余天，血色淡，每晚多梦易醒，腰酸体倦乏力，大便稀溏。看其舌体胖大色淡，舌边遍布齿痕。于是笔者选择为其针刺隐白穴再加艾灸的方法，再辅以肾经的水泉穴，同时服用人参归脾丸以健脾养血安神。2日后患者电话诉次日血即止。这是一例效果比较理想的患者，其属于脾虚不统血，合理选穴并配合合适的中药，才有如此效验。如果患者自己使用一定要确定病势不急，一时不便到医院治疗时才可参考此法。疗效不理想时一定要及时就医，辨证论治，以免误治失治。

"功血"是现代医学妇科"功能性子宫出血"的简称，是一种常见的妇科疾病，是指异常的子宫出血，经诊查后未发现全身及生殖器官器质性病变，而是由于神经内分泌系统功能失调所致。其表现为月经周期不规律、经量过多、经期延长或不规律出血，属于中医妇科"崩漏"范畴。

崩漏是指经期经量严重紊乱的月经病，经血非时而崩下不止谓之崩，经血非时而漏下不尽谓之漏。这是由于致病因素损伤冲任，固摄失职，血失统摄而引起。中医根据具体情况常可分出数种证型而采用相应的治疗方法。

在临床上，还会有其他证型，要辨证论治，证药相符，方可奏效。

## ※ 按摩太白治胃痛

现代人工作繁忙，有时连吃早饭的时间都没有，所以难免会患上胃病，胃痛便是其中之一。因此，按摩太白穴是笔者献给那些患有胃痛上班族的一条秘方。

太白穴位于足内侧缘，当第一跖骨小头后下方凹陷处。按摩太白穴，以有痛感为宜。经常按摩此穴，对胃痛、食欲不佳、腹胀都颇具疗效。当然，按摩很重要，按时吃早饭更重要。

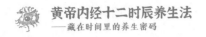
**※ 意守公孙穴减体重**

意守的时间、地点可以根据自己的情况灵活掌握。

《医宗金鉴》有云：九种心疼病不宁，结胸翻胃食难停，酒食积聚肠鸣见，水食气疾膈脐疼，腹痛肋胀胸膈满，症疾肠风大便红，胎衣不下血迷心，急刺公孙穴自灵。

《针灸学》教材介绍公孙穴主治胃痛、呕吐、腹痛、泄泻、痢疾。公孙为脾经"络穴"，八脉交会穴之一，通于冲脉。胃蠕动加强，胃酸分泌增加，则会出现饥饿感。公孙穴的作用是抑制胃酸分泌，所以对于想减肥却饥饿难耐者，意守此穴，或者按揉刺激此穴，皆可达到耐饥的目的。伏案工作者，可以在工作学习时，一只脚外翻，用另一只脚的足跟踩压在公孙穴上即可达到理想效果。可同时配合内关，其主治范围为心、胸、胃。梁丘为胃经郄穴，可治疗急症，如胃痉挛胃痛可以用点按法按揉，片刻即可缓解。笔者常在过了饭点还不能下班时使用此法，很快就可消除饥饿感。坚持一段时间，可很好地控制体重。

**※ 三阴交是妇科病的良药**

三阴交是脾、肾、肝三条经脉相交之处，是治妇科病的灵丹妙药。三阴交位于内踝尖上3寸，胫骨后缘。经常按摩此穴，可防治月经不调、痛经、白带多、崩漏、盆腔炎、腹痛、腹泻、消化不良、神经衰弱等症。

需要注意的是，有文献记载三阴交与合谷穴合用会导致堕胎，因此怀孕的女性不宜按摩这些穴位。

# 长夏最宜养脾

长夏就是阳历的七八月份，阴历的六月份。中医学认为，长夏时期与脾相应，也就是说，这段节气与人体脾的关系紧密，此时最宜养脾。

为什么长夏最宜养脾呢？中医认为，长夏属土，而脾也属土；长夏的气候特点是暑湿，暑湿与脾土关系最为密切。土是生养万物的，离不开湿。没有湿，生养无从谈起，但又不能过湿，过湿就会涝。长夏季节阴雨连绵、潮湿，人最易出现脾虚湿困。

脾的特性之一就是喜燥恶湿，为什么脾喜燥恶湿呢？这与其运化水液的生理功能是分不开的。脾主运化水湿，以调节体内水液代谢的平衡；脾虚不运则最易生湿，而湿邪太过就会困脾。

《素问·五行运大论》载："中央生湿，湿生土，土生甘，甘生脾，脾生肉……"其意思是，中央应长夏而生湿，湿能生土，土气能产生甘味，甘味能够滋养脾脏，脾脏能使肌肉生长发达……故长夏宜养脾。

长夏是健脾、养脾、治脾的重要时期。夏天人体能量消耗较大，需要加强脾的"工作"，才能不断地从食物中吸收营养。

长夏主化，是人体脾胃消化、吸收营养的最佳时期，因此长夏时宜多吃一些健脾的食物。青少年是长身体的大好时机，夏天要多吃高营养食品。一般人在长夏喜欢吃冷饮、水果，而实际上夏天宜吃热饮熟食，以免寒凉食物损伤脾阳，导致脾失健运，湿邪内生。如果此时需要吃汤药，大夫也常在药方中加入芳香化湿的药物，如藿香、佩兰等。

夏天，尤其是三伏天宜多吃一些豆类食物，有健脾利湿的作用。适宜夏天吃的豆类包括：绿豆、白扁豆、菜豆、赤小豆、荷兰豆、青豆、黑豆等。

长夏天气湿热，易使人心情烦躁，因此养脾还要保持好心情。所谓：心静自然凉。喜悦轻松的心情对脾有益，嫉妒、忧虑、多思则对脾不利。

## 养生录

问：如何按摩脾经？

答：自己按摩可以采用坐位，搭"4"字腿式，用对侧的手逐个按摩隐白、大都、太白、公孙。公孙穴可以有效防治胃酸过多，降低饥饿感，对于想减肥但难耐饥饿的人可以经常按摩此穴。不方便用手，可以用脚跟踩另一只脚的太白、公孙穴，这也是伏案工作者自我"保健足疗"的好方法。

足太阴脾经穴位图

◇
附 录

聚泉

周荣
胸乡
天溪
食窦
大包
腹哀
大横
腹结
府舍
冲门
箕门
血海
阴陵泉
地机
漏谷
三阴交
商丘
隐白　公孙
大都　太白

第七章

# 午时养生
## ——心经会告诉你有多棒

### 午时——11：00 ~ 13：00——心经最旺

午时是心经当令的时间，此时不宜做剧烈运动，午时一阴生，动养阳，静养阴，所以此时宜静养，可以静卧闭目养神或小睡一会儿，但午睡不宜超过 1 个小时，否则易引起失眠。此外，午餐时也不要吃得太多，凡事过犹不及。

# 脏腑有问题，舌头先知道

《素问·灵兰秘典论》："心者，君主之官，神明出焉。"心是五脏之首，是人体的君主。心主血脉，它能够配合其他脏腑的功能活动，推动血液输送全身；心藏神，统管全身的精神、意识、思维活动。

中医称"心主血脉"。主，有主持、主宰的意思。心通过自身的搏动和血管构成的闭合回路将血液源源不断地输送到全身各处，为全身器官提供活动时所需的养分，并带走其活动所产生的代谢产物。也就是说，心的功能旺盛则全身组织器官得到的营养就充足；反之，全身组织器官就会因营养不足而导致功能减退，甚至衰竭。

心脏的正常搏动主要依赖于人的心气。心气旺盛，才能使血液在脉内正常运行，不出差错；如果心气不足，就会使心血管系统内部发生动乱，心律不齐、心律失常、心绞痛、心肌梗死都会来找麻烦。

怎样发现自己的心有问题呢？《灵枢·五阅五使》载："舌者，心之官也。"也就是，心在窍为舌，也可以说心开窍于舌，心的精气盛衰及其功能变化可以从舌的变化上知其所以然。

很多人去中医院都有过这样的经历：医生诊完脉后还要看看舌头，这是因为中医诊病特别重视舌头，认为"舌为心之苗"。当然，这个"心"不仅仅是心脏，人体五脏六腑的变化都会在舌上相应呈现。

一般来说，正常舌象可概括为六个字"淡红舌，薄白苔"。具体地说，即：舌色淡红鲜明，舌质滋润，舌体大小适中，柔软灵活，舌苔均匀、薄白而润。

如何观察和分析舌象呢？伸舌时要自然，舌体放松，舌面平展，舌尖略向下，口尽量张大（但不要过分用力），使舌体充分暴露。如伸舌过分用力，或舌体紧张、蜷曲，都会影响舌的气血运行，并引起舌色改变或舌干湿度的改变。

望舌一般先看舌尖，再看舌中、舌侧，最后看舌根部，同时看舌体（舌质）的色质和舌苔的厚薄、颜色等。

望舌主要观察舌体和舌苔两个方面的变化。

舌体：包括舌色（淡红、淡白、红、红绛、青紫），舌形（荣、枯、老、嫩；胖、瘦；点、刺；裂纹等），舌态（痿软、强硬、歪斜、颤动、吐弄、短缩等），舌下脉络（观其长度、形态、颜色、粗细、舌下小血络的变化等）。

舌苔：看苔质（薄厚，润燥——润、滑、燥、糙，腻——垢腻、黏腻、滑腻、燥腻，腐——脓腐、霉腐，剥苔与类剥苔——前剥、中剥、根剥、花剥、镜面舌、地图舌等），苔色（白——薄白、厚白，黄——浅黄、深黄、焦黄，灰黑）。

舌诊内容较多，医生需要经过长时间的学习和老师的指导才能逐渐掌握。临床根据四诊合参辨证论治处方遣药。有的患者经常自己对镜望舌，又不能确定其中的变化信息，反而凭空增添了许多烦恼和担忧。

如果舌出现了以下几种变化，就要注意了！

①淡白舌：舌体颜色浅淡，有时全无血色。这可能是脾虚运化无力或阳

气虚弱所致。

②红舌：舌呈鲜红色，多见于各种发热性疾病，如火热内生、外感热邪等。

③绛舌：绛舌比红舌颜色还要深，绛舌表示热度更重，程度更深。

④紫舌：紫是一种红中带蓝的色彩。如果红的成分多，呈绛紫色，多代表体内有热；如果蓝的成分多，多代表体内有寒。

⑤青舌：舌表现为暗青色，多见于瘀血和寒证。

通过对舌的颜色的观察，我们可以了解身体内部情况，然后再行对症治疗之法。

有些异常舌象可以自己调养。

苔厚，口中有异味：一般提示胃有点小问题。如无不适感觉，可先从饮食起居入手。如生活规律，情志舒畅，吃易消化食物，多吃蔬菜、水果，少吃肥腻、油炸食物，不喝酒、不吸烟。经调养，异常舌苔和口气有望自愈。

苔黑黏腻：如仅舌苔异常而舌边尖呈正常的淡红色，且无其他明显不适，有时为"染色"现象。但胃病较重者有黑苔时则要警惕，如舌边尖呈深红色甚至发青发紫，说明病情加重，应及时就诊。

舌有裂纹称"裂纹舌"，如无不适感亦属生理性的，无须治疗，如重病后出现裂纹舌，舌红无苔且有不适感亦属阴虚，需配合药物治疗。

身躯肥大，舌体胖大，舌边有齿印，苔薄白，如无明显不适，则为太过肥胖所致。中医认为"胖人多痰湿"，其脾胃运化功能相对不足，食物消化吸收易出现障碍。要少吃油腻、不易消化的食物，多吃蔬菜、水果和清淡食物，适当运动。如苔白厚腻，舌边有齿印，不欲饮食，腹胀满，便溏薄，则属痰湿过盛，在进清淡易消化食物的同时应配合药物治疗。

舌红，苔黄厚，便秘，口臭，此属胃火盛，可服清热泻火中药，忌酒，忌食辛辣热性食物，多吃蔬菜、水果和清淡食物，多喝水。

# 午时小憩是对心经最好的回馈

午时，即中午 11 点至下午 1 点，是心经当令时间，这时我们应该干什么呢？

古典小说常会有"午时三刻"行刑的情节。为什么行刑要选择在"午时三刻"呢？原来，午时三刻是将近正午 12 点的时候，此时太阳挂在天空中央，是地面上阴影最短的时候，此时也是一天中阳气最盛的时候。

我们讲的子午时刻，是人体气血阴阳交替转换的一个临界点。以人体气的变化来说，阳气是从半夜子时开始生，午时阳气最亢盛，午时过后则阴气渐盛，子时阴气最为旺盛，所以人体阴阳气血的交换是在子、午两个时辰。

如果心经不畅，午时就会有反应，轻者会有一种煎熬感，而且感觉胸闷、呼吸不畅，或耳鸣、声哑，夜晚往往难以入睡且多梦、盗汗，或心里惶恐不安，总好像有什么事要发生似的。因此，要照顾好心经，午时最好宜静不宜动，使心火下降。

我们在此时如何养生呢？午时应为"合阳"，此时应"少息所以养阳"。

此外，"心主血脉"，"心恶热"，而此时正是太阳高照，气温达到最高峰的时候，为了让心脏受到更好的照顾，所以此时宜小憩，一般来说休息 30 分钟就可以了。

人在午时能睡片刻，对于养心大有好处，可使下午乃至晚上精力充沛。尤其对于高血压患者，午休最有补益。午休也有助于消化。当然，午睡时间不要太长，最多也不要超过 1 个小时。

在生活中，常有这样的体会：不吃早餐或早餐没吃饱，到了午间 11 点至 1 点的时候，往往会因气血不足而头晕。因此，不论工作有多繁忙，早餐一定要吃饱，才不会让心脏时常陷入"油尽灯枯"的困窘。

必须注意的是，心经的养生之道是尽量减轻心脏负担，避免心脏过度兴奋。因此，茶、咖啡、酒等应适可而止，肥胖、高血压或已有浮肿的人，更应少摄取高糖、肉类、点心、油脂太多的肉类（如肥猪肉）或含盐量太高的食物。

# 养生从安心神开始

　　心主神志，藏神。中医所说的"心"与西医的"心脏"略有不同，中医所说的"心"包括心脏和精神、脑力以及与心相关的其他脏腑组织。《黄帝内经》认为，心为神明之官。

　　一个人心主神志的生理功能正常，则神志清明、思维敏捷、精力充沛；如果心主神志功能失调，就会出现失眠、多梦、神志不宁，或者反应迟钝、健忘、精神不振甚至昏迷等现象。

　　在生活中，当精神紧张、思虑过度或受到惊吓时，往往会出现心神不宁甚至悸动不安的情况，有时还会有失眠、多梦等症状。西医学认为，这些症状的发生都是自主神经功能紊乱的一种表现，但缺乏好的治疗方法。中医从心所藏之"神"对意识活动的重要性这个角度出发，认为这些自主神经功能紊乱的发生，是心所藏之"神"不足所致，从而运用安神的方法治疗心慌、失眠、多梦等，而且取得了很好的疗效。

　　平时我们在治疗各种疾病时，首先要安心神，只有把这个"君王"稳住了，其他脏腑就好管理了。正所谓"主明则下安"，"主不明则十二官危"。

心的病变通常主要反映在血脉失调和神志异常等方面。心包为心之外卫，故温热病邪内陷，多为心包所受，从而出现神昏、谵妄等病候。心虚证多起于内伤，表现为心气、心血之亏虚和心神暗耗；实证多由痰、火、瘀血内阻所致。

血脉失调：心气虚推动血行无力，如出现心悸、气短、脉弱无力，宜用补益心气法。若气虚又见寒象，如肢冷、自汗、四肢厥冷、唇甲青紫、大汗淋漓、脉象散乱，则为心阳欲脱之证候，宜用急救回阳法。若见心悸、失眠、多梦、面色不华、脉细，则为心血不足，治当补养心血。若血虚又见虚热现象，则属阴虚。若心胸憋闷、心前区疼痛（有时牵引肩背）、舌质暗红或有瘀斑、脉涩或结代，甚则可见面青和唇甲青紫，为心血瘀阻，治当活血祛瘀。

心神疾病：心血不足，忧郁伤神，就会出现"脏躁"病，以悲伤欲哭、躁扰不宁为主要症状，治用养心润燥法。若以失眠为主，兼见心烦、盗汗、舌红、脉细等症状，为心火偏亢、阴血不足，治用清热养血安神法。若热邪内陷心包，扰乱心神，出现高热烦躁、神昏谵语、舌红绛、脉数等症状，可用清热解毒、开窍醒神法。若痰火扰心，出现失眠烦躁，甚至言语错乱、嘻笑不休、打人毁物、弃衣而走，即为癫狂病，可用降火逐痰法。

心属火脏，与夏季相通，水能克火，而冬季属水，一日中正午应夏，夜半应冬。所以，心脏病多发生在夏季或日中，加重或死亡时间多在冬季或夜半。

心脏保健宜如《黄帝内经》所述："恬淡虚无，真气从之，精神内守，病安从来。"另外，注意适寒温、慎起居、保持身体健康，配之以导引、吐纳等方法，使气机通畅，血脉调和，则效果更佳。

# 治病救人的心经腧穴

快节奏的生活，让每个人都面临着新的压力；精神压力增大，体力上的消耗也越来越大，很多人更是"积劳成疾"。有时会出现浑身无力、头脑不清、心悸气短、失眠健忘、上火便秘、食欲不振等情况。

这多是因为心经问题所致。心经是人的生死命脉。如果一个人的心经发生病变，除表现出上述症状外，还会伴有喉咙干燥、头痛、心痛、口渴、胸胁痛和上肢前内侧本脉过处发冷、疼痛、手掌热痛等症状。

一旦出现这些问题，该如何解决呢？

心属火，木能生火，木行对应的是肝。

经络取穴补泻时常用"虚则补其母"之法，而且"五脏有疾当取之原"。

虚则补其母，一可补其母经，一可在其本经上补其母穴。照此理论，补心的穴位可以是心经原穴（也是输穴）神门，还可以是肝经原穴太冲，或心经的井穴少冲（心经属于阴经，阴经的井穴五行属木）。肝在五行属木，其变动为"握"，现在做一个握拳的动作，但是要从小指这一侧握起，小指尖正好点按在心经的荥穴（属火）少府穴上。这一小指的抓握点按，心经木穴少冲点按在火穴少府上，木火相生。这就是一个很简单的补心手法。但其动作要领是缓慢，使少府穴微痛即可。此法可以有效加强心主血脉的功能，进而改善手冷、血脉不周等现象。

现在很多人都在敲打经络，敲打的确是一个很好的方法，但不是那么简单，弄不好会出现问题。

医生在临床也常用拍打法，但其五指并拢微屈叩打而非握拳捶打。医生检查肾区有无叩击痛时，要在被叩击的肾区垫上一只手掌，而不是直接叩击肾区。笔者的一位同事遇到一位求治腰痛的老先生，自诉身体一向很好，体检正常，现在每天敲打腰部膀胱经。这位同事马上建议患者到大医院做检查。其后患者化验尿中有红细胞，系敲打腰部用力不当所致。凡事有一个度，正确的操作才是保障。抽空看看经络循行，经络如同河道，经常梳理一下河道还是有益的。选择适合的部位，如肌肉丰厚处，用适合的手法拍打还是安全的。

心脏病是心脏疾病的总称，包括风湿性心脏病、先天性心脏病、高血压性心脏病、冠心病、心肌炎等。临床实践表明，手部按摩是防治心脏病的有效辅助方法。

在生活中出现下列现象时，建议做一次心脏检查，以便早期发现并采取有效的防治措施。

· 体力活动时有心悸、疲劳、气急等不适，或产生呼吸困难感。

· 劳累或紧张时，突然出现胸骨后疼痛或胸闷压迫感。

· 左胸部疼痛伴有出汗，或疼痛放射至肩、手臂及颈部。

· 出现脉搏过速、过慢、短促或不规则。

·熟睡或做噩梦过程中突然惊醒，感到心悸胸闷、呼吸不畅，须坐起来一会儿才好转。

·性生活时感到呼吸困难、胸闷或胸痛。

·饱餐、寒冷、吸烟、看情节紧张的电影或电视时，感到心悸、胸闷或胸痛。

·在公共场所，容易感到胸闷、呼吸不畅和空气不够。

·上楼时比以前或比别人容易出现心悸、气急。

·突然出现一阵心悸、头晕、眼前发黑，有要跌倒的感觉。

·儿童的活动能力比同龄人差，活动时感觉心悸、气急、乏力、口唇青紫。

·感冒后轻微劳动也感到心悸、疲乏，或走路稍快则感觉气急。

·突然胸部不适而昏倒在地上，或有马上要"死去"的感觉。

·晚间睡觉枕头低时感到呼吸困难，需要高枕而睡。

·出现下肢浮肿。

·手指或足趾末端出现肥大、变形。

·脸、口唇和指甲出现青紫、暗红等异常颜色。

·休息时自觉心跳有异常声音，或手掌握触前胸壁心脏部位时有震颤感。

·妊娠期出现心悸、头晕、气急或浮肿。

·耳朵：心脏病人在早期都有不同程度的耳鸣表现，这是因为内耳微细血管动力异常，病症尚未引起全身反应时，内耳就得到了先兆信号。如果耳垂出现一条连贯的皱褶，极有可能是冠状动脉硬化所致。

·头颈：由锁骨上至耳垂方向凸起一条表筋，如小指粗，很可能是右心功能不全。

·肩膀：左肩、左手臂内侧有阵阵酸痛，有可能是冠心病。

·手脚：手指末端或趾端明显粗大，并且甲面凸起如鼓槌状，常见于慢性肺源性心脏病。

·下肢：中老年人下肢水肿，往往是心脏功能不全导致静脉血回流受阻的表现。

心脏病的典型症状是胸痛、走路易喘、心跳异常及浮肿等。有时过热、贫血、甲状腺功能亢进等也会引起心跳异常，出现头晕、眼花。如非心脏的器质性疾病，只是年纪大或紧张引起的心律不齐，或轻微的心区不适，可立刻按压心经穴位，如神门穴（位于腕部，腕掌侧横纹尺侧端，尺侧腕屈肌腱的桡侧凹陷处，心经输穴、原穴）加足三里穴（足阳明胃经合穴），常有意想不到的功效，但这些穴位毫针针刺效果较好。如果按压神门穴，切忌按压神门穴处的尺动脉，用拇指掐中指尖心包经的中冲穴也是常用的有效方法。但中医临床治病是未病先防、既病防变，其方法的运用是不固定的，针灸穴位也是同样的，不同的大夫针刺会有不同的效果。

# "心腹之患"是大患

中医理论博大而精深、神奇而微妙。在中医里，人体内的许多东西都相互联系，彼此间都有一定的影响。古代有一个成语典故叫"心腹之患"，为什么古人一定要将"心"与"腹"联系在一起呢？

相传，在春秋时期，吴王夫差感觉自己国力强盛，想向外扩充地盘。正在这个时候，越王勾践带着自己的臣子和一些厚礼来朝见夫差。夫差心里感觉很高兴，心想，越王对我还不错，还挺忠心的，就放他一马吧！这时吴王手下大将伍子胥看出问题。他认为出兵伐齐，没什么太大的作用，当前越国才是吴国的心腹之患。可夫差这个人很倔，不听劝告。后来，越国趁吴国北上伐晋时出兵伐吴，就这样将吴国给彻底打败了。

这便是"心腹之患"的典故。它原出自《后汉书·陈蕃传》，其记载："寇贼在处，四肢之疾；内政不理，心腹之患。"后来人们常用"心腹之患"形容问题的严重性。有些权臣、大员将自己最亲信的人称为"心腹"，其重要性显而易见。

　　"心腹"为什么重要呢？心是心脏，对应手少阴心经，属里；腹内有小肠，为腑，对应手太阳小肠经，属表。二者通过经脉的络属构成表里关系。心脉属心，下络小肠，小肠之脉属小肠，上络于心，心属里，小肠属表。二者经脉相连，故气血相通。生理情况下两者相互协调，心之气通于小肠，小肠之气也通于心。

　　"心腹之患"是说互为表里的小肠经与心经是一个整体，谁出了问题都不可等闲视之。所以，"心腹之患"说的就是心与小肠相表里。

　　心经的问题常常会在小肠经上反映出来。比如，心脏病发作时往往会表现为背痛、上肢痛，有的人甚至还会牙痛，而这些疼痛部位大多是小肠经的循经线路。

　　如果一个人的心火过旺，除了会出现口烂、舌疮外，还会有小便短赤、灼热疼痛等小肠热证证候，这叫作"心移热于小肠"。如果小肠实热，也会顺经上于心，出现心烦、舌尖溃疡等症状。因此，同时出现这些情况时，在治疗上既要清泻心火，又要清利小肠之热，相互兼顾，才能有成效。

　　为什么说"心腹之患"才是大患，原因就在于此。

# 夏季养心重在静

"心"就像一头不知疲倦的老牛一样，自始至终为我们的身体工作。我们睡觉了，它却不能睡。

一年四季，我们都要养心，但夏天为重点。《黄帝内经》载："心者生命之本……为阳中之阳，应于夏气。"

为什么养心一定要在夏季呢？心主夏。心与夏气相通应，因为夏季以炎热为主，在人体则心为火脏而阳气最盛，同气相求，故夏季与心相应。人体阳气随着自然界的阴阳升降而发生周期性变化。夏天属火，火气通于心，火性为阳，阳主动，再加上心为阳中之阳，属火，两火相逢，势必扰动心神，出现心神不宁，引起心烦，心烦了，心的负担就会加重。所以，在烈日炎炎的夏季要重视心神的调养。

《素问·四气调神大论》指出："夏三月，此谓蕃秀。天地气交，万物华实。夜卧早起，无厌于日，使志无怒，使华英成秀，使气得泄，若所爱在外，此夏气之应，养长之道也。逆之则伤心，秋为痎疟，奉收者少，冬至重病。"

## ※ 夜卧早起，无厌于日

夏季要早点起床，以顺应阳气的充盈；晚些入睡，以顺应阴气的不足。厌，有厌恶、厌弃的意思。也就是说，夏季多阳光，但不要厌恶日长天热，因为通过日照，可以补养人体的阳气。每次晒太阳，不得少于15分钟，但不宜过长，过长会损害皮肤。

## ※ 使志无怒，使气得泄

夏季要保持一个淡泊宁静的心境，不要发怒；只要神清气和，思想平静，心火就不会生。当然，也不能大喜，过喜则会伤心。夏天一定要使体内的气宣泄出来，如夏日困扰，懈怠厌倦，恼思郁积，气滞不宣，则有违养生之道。怎样宣泄呢？最好是天气凉爽的时段进行一些运动，如散步、慢跑、体操、太极拳等，以微汗为宜。

## ※ 所爱在外

嵇康《养生论》说："夏季炎热，更宜调息静心，常如冰雪在心，炎热亦于吾心少减，不可以热为热，更生热矣。"这里指出了"心静自然凉"的夏季养生法。在夏天，越是天热，遇事越要心平气和；遇到不顺心的事，要学会情绪转移，学会"冷处理"。尤其是夏季的午后，天气炎热，使人难以入眠，情绪急躁，此时可以采取静坐、练习书法、绘画、听音乐等方式，使自己的心情平静。尽量选择舒缓的音乐，音量不宜过大；也可闭目坐于阴凉处，想象冰雪、大海、绿荫等景象，默念"阴凉"二字，在心理暗示、心理放松的同时，使机体放松，代谢下降，达到去热消暑的目的。

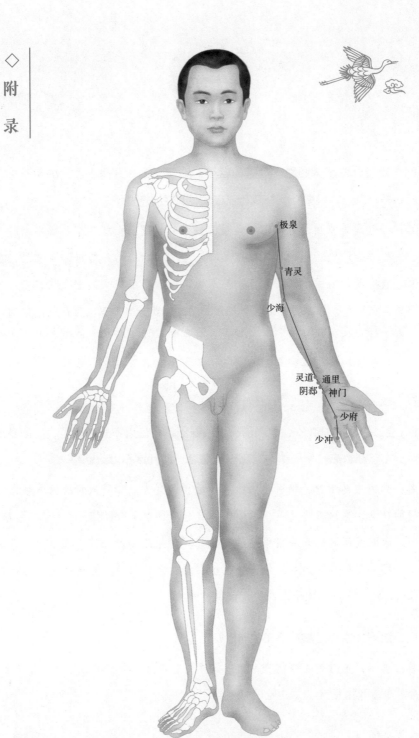

◇

附

录

手少阴心经穴位图

极泉

青灵

少海

灵道
阴郄

通里
神门

少府

少冲

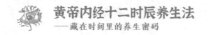

# 养生录

问：我最近总感觉心慌，气短，自汗，胸闷不适，浑身无力，面色苍白。医生说我是心气虚，只要补一补就行了。请问如何来补呢？

答：心气虚是指由发汗、泻下太过，或劳心过度、心气耗损，或年老脏气日衰、病后体虚所致。您这种症状就是心气虚的症状。心气虚进一步发展，出现畏寒、肢冷时，则属于心阳虚。一般来说，有心气虚或心阳虚症状的人，平时应避免大量出汗，因其可导致"气随液脱"，并进一步加重气虚症状。如因汗多，出现心慌、气短症状时，可用西洋参3～5克泡水饮用。在配合医生治疗的同时，要积极配合心理调摄，所谓"恬淡虚无，真气从之，精神内守，病安从来"。

问：我父亲今年52岁，他以前一直很健康，可最近不知怎么了，身体变瘦了，且身上忽寒忽热，每天午时之后出现恶寒。请问这是怎么回事？

答：如需中药治疗，请医生四诊合参后再开处方。如行穴位疗法，根据按时发病的特点，建议根据《灵枢·顺气一日分为四时》"病时间时甚者取之输"的原则，选取发病时间当令经络的输穴治疗。如果是午时，属心经当令，心经输穴为神门。午后未时为小肠经当令，小肠经输穴为后溪。可请针灸医生针刺此输穴的方法治疗。此为个人经验；仅供参考。

问：请问按摩心经是不是在午时最好？

答：当然，午时是心经值班，阳气最盛，此时按摩心经可以畅通人体气血；按摩后再午睡片刻更好。

问：前一段时间，我母亲与父亲吵了一次架，尽管现在与父亲和好了，但最近还是感觉心慌气短，夜里总是失眠，请问这是怎么回事？该怎么办呢？

答：可选用补心气的穴位：少冲、神门、太冲。自己操作无效时请及时就医诊治。

问：我听说"热生火，火生苦，苦生心"，这样看来，是不是说吃一些苦味食物对心脏有好处呢？

答：是这样的。热盛生火，火气能产生苦味，苦味能够滋养心脏。如苦味归心经、心包络经、小肠经，所以心火旺或小肠经旺时，都可用苦味来调理。"小肠经旺"指的是小肠、十二指肠感染、发炎，引起腹泻、溃疡、糜烂，或熬夜以后舌头肿胀刺痛；心火旺则包括过敏反应、红肿热痛等，可以用苦味食物来缓解。

在苦味食物中以苦瓜最佳，中药则用黄连解毒汤；在肝功能异常的急性期，也要用苦的药方，如黄连解毒汤、黄芩、黄连、黄柏、栀子等。

当然，凡事都不能太过。过多地吃苦味食物，可以使脾气受伤而不濡润，胃气受伤而胀满；因苦味属火，过食还会伤害肺脏，会使皮肤变得枯槁，头发也会脱落。

问：夏天天气炎热时，我就感觉自己的心特憋闷，而且晚上总是失眠多梦，有没有什么好办法解决呢？

答：夏天天气炎热，总会扰乱人的睡眠。点按少府、太冲、行间，再配合按揉内踝下照海和外踝下申脉穴。此外，中午一定要小睡一会儿，午餐后找个阴凉的地方，休息片刻，一下午心情都会很好。如果自己点按穴位效果不理想，还是找中医医师进行治疗。因为穴位疗法能否得效与手法还是有很大关系的。

第八章

# 未时养生
## ——小肠经能治大病

未时——13：00 ~ 15：00——小肠经最旺

　　未时是小肠经当令，是保养小肠的最佳时段。午餐最好在未时的13：00之前吃完，这样才能在小肠精力最旺盛的时候把营养物质都吸收进入人体。否则，就会造成浪费。午饭一定要吃好，饮食的营养价值要高、要精、要丰富。

# 未时午餐午时吃

小肠是饮食消化和吸收的主要场所。《素问·灵兰秘典论》说："小肠者，受盛之官，化物出焉。"这告诉人们小肠的生理功能——受盛化物和泌别清浊。那如何理解小肠的受盛化物和泌别清浊功能呢？

## ※ 受盛化物

"受"有接受之意，而"盛"在古代是指用来祭祀的谷物。"受盛"也就是接受祭祀用的谷物。用来祭祀的谷物肯定是加工过的，而小肠接受的是经过胃初步消化的食物，它是初步加工过的一种精细化了的食物，因此小肠有"受盛之官"的美誉。

如果小肠受盛功能失调，传化停止，则气机失于通调，滞而为痛，这时腹部疼痛等病症就会出现；如果小肠的化物功能失常，就会出现消化、吸收障碍，其典型表现为腹胀、腹泻、便溏等。

## ※ 泌别清浊

"泌"有分泌之意;"别",即分别、分离;"清",指水谷精微,即具有营养作用的物质;"浊",即代谢产物。小肠接受了胃传递过来的初步加工过的食物,接下来就是将食物进一步消化成人体可以吸收和利用的物质,并将其中的精华物质吸收,提供给人体使用,最后再将剩下的糟粕物质向下传递给大肠,由大肠排出体外。

饮食从口进入人体,并不断地添加消化液(口水、胃酸等),不断进行磨碎、分解工作,尤其是经过胃部充分磨细、乳糜化之后,推送入小肠,就可进行消化、吸收与分类。可以说人体所吸收的养分,一半以上都在小肠完成,其重要性可想而知。

平时应怎样养护小肠呢?一定要吃好午餐。午餐什么时候吃最好呢?未时之前的午时较好,最好在12:30左右吃,不要赶在12:00,因为此时人的气血最旺,身体处于最亢奋状态。

未时,也就是下午1点至3点的时间段,小肠经最活跃,而午餐一定要在午时内吃完,这样到了未时小肠值班时可以最大化地吸收食物的营养成分。这也就是笔者所说的未时午餐要午时吃,未时就是消化午餐的时候,因此一定要在午时将食物吃下。

午餐一定要吃好,饮食的营养价值要高、要精、要丰富。午餐以简单、重质不重量为原则,避免吃得过饱,否则整个下午都会觉得没有精神。

虽然笔者不赞成人们不吃晚饭,但是晚饭一定要少吃。为什么现代人爱生病?原因之一就是晚饭吃得太饱。俗话说马不吃夜草不肥,同样道理,人晚饭时吃得过多也会导致肥胖。

# 小肠经穴位是最好的"按摩师"

在门诊经常听到求治的患者自诉有"颈椎病"。

现代医学认为，颈椎病是由于颈椎间盘退行性变、颈椎骨质增生所引起的一系列临床症状。还有人将以颈椎退行性病变为基础（椎间盘突出、骨质增生等）及由此引起的颈肩部酸麻、胀痛症状称作"颈肩综合征"。

现代医学把颈椎病分为颈型、神经根型、脊髓型、椎动脉型、交感神经型和其他型，其临床表现常为颈、肩臂、肩胛上、背及胸前区疼痛，臂、手麻木，肌肉萎缩，甚至四肢瘫痪。可发生于任何年龄，以 40 岁以上的中老年人为多。其具有发病率高，治疗时间长，治疗后极易复发等特点。通常认为颈椎病主要是因为颈椎间盘和颈椎及其附属结构的退行性改变引起的。人们也认识到颈椎病的发病机制不能单纯用机械压迫因素来解释，还有血管因素和化学因素在起作用，因而水肿及炎症引发或加重了神经症状。

颈椎病的发展是一个很漫长的过程，常和身体素质、职业、生活习惯、寒冷有明显关系。胃肠吸收差、生活不规律、长期紧张工作、思想高度集中者是颈椎病的高发人群，如财务人员、电脑人员、驾驶员、教师、办公室工作人员、缝纫工等。颈椎病本是中老年人的多发病、常见病，但是社会工作节奏加快、复杂程度提高，使颈椎病有年轻化趋势。

患有此病的女性人数是男性的 3 ~ 4 倍，据国外医学界统计，在美国每年约有 20 万人因为患腕关节综合征而需要进行手术治疗。

根据经络理论采用或针或灸或点穴或推拿或膏药贴敷或汤药内服等方法，可有效缓解症状。尤其是针刺疗法的神奇疗效，难怪《标幽赋》有言：拯救之法，妙用者针。

中医认为本病是由于长期劳累，气血失和，加上外感风寒、阻滞经络所致。所谓"邪之所凑其气必虚"，根据经络理论，按症状的发作部位、特点，结合四诊判断为不同的经络病证，选取适合的穴位进行，可调和气血、祛风散寒、舒筋通络，从而达到解痉止痛的目的。中医治疗方法都应以经络理论为指导。比如，针刺主要应用腧穴理论，推拿按摩应用经筋理论，挑刺放血应用络脉理论，药物贴敷、刮痧等应用皮部理论。

颈肩综合征的发展大致分为三个阶段：早期，明显长时间紧张工作后，可见头晕、颈肩部劳累，此时只要注意适当的体育活动和放松，情绪乐观，也可做短暂的外部治疗，便可恢复原有的轻松。若前述症状被忽视，使病变进入中期，则会出现颈肩部肌肉群痉挛、颈部发僵、两上肢酸麻胀痛等症状，此时颈椎已发生退行性改变，但仍在可逆阶段，认真治疗可避免退行性病变的进展，甚至组织病变也可康复。疗效可靠的中药外贴治疗会使症状迅速缓解，再配合适当的体育锻炼，纠正行坐姿势，可预防复发。若放弃中期治疗，使颈椎病进入后期，骨质增生密度增高、椎间盘突出之髓核机化、椎管狭窄，将使治疗难度增加。因此一旦出现颈肩不适，应早期治疗。

小肠经最常见的症状是肩臂疼痛，其他的小肠经证候还有重听、眼黄、眼涩等与体液有关的不适，有时还可能出现尿频、腹胀。梳理小肠经，刺激小肠经上的穴位是很有效的方法。

小肠经从小指外侧少泽穴开始上行，沿着手臂外侧后缘，至肩关节以后向脊柱方向行走，然后向前沿颈部上行，至颧骨，再到耳前"听宫"穴而终。这仅是体表穴位的循行线路，在体内如何和心相表里，要看内经经脉循行原文，这样才能明白脏腑之间的联系。看了经筋部分，才明白为什么手上的一个穴位就可以解决颈肩部的酸痛。梳理小肠经最好在未时小肠经最旺时开始。

后溪穴是小肠经的重要穴位，是治疗小肠经循行部位颈肩痛的首选穴位。那如何定位呢？

如果您是在办公桌前，打开手掌，有三条掌纹，将最上面的那条对准桌子的边缘，然后小臂外旋使手掌垂直做"手刀"状，此时桌沿接触的部位就是后溪穴。上下动一动手掌，感到接触点酸痛。保持这一动作，或用手指按揉此穴，边按揉边做耸肩缩脖或向左右两侧看或摇头晃脑的动作，就可以很快消除颈肩酸痛症状。平时可能还感觉不到此穴的威力，有痛症时，针刺此穴位就可以显出其功效。后溪是小肠经"输"穴，还是八脉交会穴之一，通督脉，所以腰背疼痛取此穴也非常有效。

还有一个必须要提的穴位，即养老穴。取穴时以掌心对着自己的胸部，当尺骨茎突桡侧缘凹缘中，小臂内旋则找不到这个穴位，为小肠经"郄穴"。郄穴是经脉气血曲折深聚处的穴位，常用来治疗本经循行所过部位及所属脏腑的急性病症。阴经郄穴多用于治疗血分病症，阳经郄穴多用于治疗气分病症，如急性疼痛、气形两伤等。当脏腑发生病变时，常在相应的郄穴产生疼痛、酸胀及反应物，临床常用作诊断疾病的参考。针刺或按摩郄穴也能梳理经络气机，从而起到调理脏腑的作用。此穴能改善老年人的视力模糊，而且还可蓄元气、调精神。腰腿疼痛者，针刺此穴虽不能针到病除，永不复发，但即时症状减轻是没问题的。

人体的器官组织是由经络系统联系的，它是一个完美无缺的能量系统，人体一有任何病变，都逃不出经络的法网。透过经络体系，可以快速探本查源，对疾病一目了然。这也正是经络养生的神奇魅力所在。宋代医家窦材在所著《扁鹊心书》中开卷第一句就是"谚云：不明十二经络，开口动手便错"。

所以，我们是否也该好好考虑一下：是仅知道几个穴位了事还是好好熟悉一下十二经络系统呢？

如果把经络系统比作城市的交通，穴位则为这些道路上的一些车站或相关职能单位。

一个是熟悉交通道路和路旁各个职能单位、车站，可以称为活地图的职业司机或者交通警察。

一个是能把车开走，但没学交通规则，不熟悉道路网络关系，不熟悉交通信号的普通人。

你希望自己是哪一个呢？

# 面如桃花也是病

心与小肠相表里，心经的问题常常会在小肠经上反映出来。

生活中经常看到一些热心肠的人，他们在助人为乐时会胃口大开，久则心宽体胖。为什么将爱帮助别人的人称为"热心肠"呢？小肠经属于太阳经脉，道家讲，善能生阳，这一阳的生起，就会带动体内的阳气，就会热了人的心肠。

如果我们在别人需要帮助的时候，伸出手来拉别人一把，这一帮，小指一动，也提升了小肠的能量，让小肠的运化能力提高，比平时吃药、吃补品要快多了，所以吃饭香甜，营养吸收好。吃得好，心情就好，这是一种良性循环。

心藏神，一个人有了精神、心情好，心脏功能自然就会好。可以说，小肠经就像一面反映心脏能力的镜子，通过了解心脏和小肠的表里关系，还可以预测心脏功能。

一位中年女性患者找到笔者，主诉最近几天总感到胸闷心慌，脸红心跳，尤其是下午两点多钟更厉害。经医院检查了，也没查出原因。

心在体合脉，其华在面。也就是说，全身的血脉统属于心，由心主司，如果心出了问题就会从面部色泽上表现出来。"有诸内，必形诸外"，内脏精气的盛衰及其功能的强弱，就会显露在相应的体表组织器官。又由于小肠经循于面部，故心脏出问题就会通过小肠经表现在面上。

可是为什么医院查不出原因呢？下午 2 ~ 3 点，经常出现胸闷心慌、脸红心跳的现象，从中医某个角度说是心有病。心在五行中属火，为阳中之阳，中医称它为"火脏"。如果一个人的心火亢盛，其面色就会变得红赤。下午 2 点时分脸红便是心火外散的现象。

根据中医理论，心其华在面，有心慌的症状当然要考虑心的问题。下午未时乃小肠经当令，心与小肠经相表里。是心的病，但要从小肠经来治。心为君主之官，心有病不直接治心，要从心包或者小肠治。引心火下移小肠，通过小便将热排出。针刺穴位的理论根据是"病时间时甚者取其输"。针刺小肠经输穴"后溪"片刻，不适症状即减轻，为稳妥起见，根据同一辨证思路，配合耳贴、汤药以调理善后。

中医强调"不治已病治未病"。有病不可怕，如果能做到早发现、早治疗，任何疾病都可以消灭于尚未展露之前。《黄帝内经》说："病已成而后药之……譬犹渴而穿井，斗而铸锥，不亦晚乎？"是说疾病已经形成再去用药治疗，就如同口渴了去挖井，打仗了去铸造武器一样，不是太晚了吗？

# 真的是"吃哪儿补哪儿"吗？

民间有一句俗语"吃哪儿补哪儿"。这个真有道理吗？尽管现代医学对其中奥秘没有一个明确的答复，有时也不认同，但是传统中医却有无数的理论依据。

唐代著名医药学家孙思邈曾发现动物内脏和人类内脏十分相似，于是他通过一系列的"试验"提出了"以脏治脏"和"以脏补脏"的学术观点。这是中医食疗中一个很重要的法则——"以形补形"，也就是我们常说的"吃哪儿补哪儿"。明代李时珍也说："以胃治胃，以心归心，以血导血，以骨入骨，以髓补髓，以皮治皮。"这些理论依据非常清楚地说明了我们祖国医学中的"以脏治脏""以脏补脏"及"以类补类"养生原则是被广大人民认可的。

但是，不能机械地理解"吃哪儿补哪儿"，更不能滥用，否则会有损健康。

中医学认为，动物脏器为"血肉有情之品"，较草本药物更易被人体吸收，因而能迅速起效，在调养、补益方面效果明显。另外，动物脏器与人体相应内脏在形态、组织成分构成和生理功能等方面有诸多相似之处，当人体某一内脏发生病变时，用相应的动物内脏治疗或补益，往往会有很好的疗效。现代研究也进一步证实"以脏补脏"有一定的科学性。如从动物胰腺提取的胰岛素可治疗糖尿病；从猪肝中提取的猪肝核糖核酸可治疗慢性活动性肝炎及慢性迁延性肝炎；众多动物胆汁所含的胆酸钠、去氢胆酸等，均有明显的利胆作用，可治胆囊炎、胆石症、胆囊切除后综合征等。

但是，这并不意味着所有的人只要有了胃痛就要吃猪肚，得了心脏病要吃猪心，骨折了就得喝骨头汤……病症在每个人身上的表现不同，治疗和食疗方法也不尽相同，应该区别对待。

比如，吃肝明目。唐代孙思邈用猪肝治疗夜盲症，可是此法不适合高脂血症患者。动物肝脏中含有丰富的胆固醇，这对高脂血症患者无异于火上浇油，因此，高脂血症者要少食动物内脏。那高血脂且视力不佳的朋友如何通过饮食"明目"呢？

其实，猪肝的明目作用是指其能治疗夜盲症，其疗效与猪肝本身所含的维生素 A 密不可分。明白了这一点，也就知道了除了猪肝外还有其他方法。比如，胡萝卜等黄绿色蔬菜中都含有丰富的 β - 胡萝卜素，它在人体内可以转化为维生素 A。因此，高血脂且视力不佳者可用胡萝卜代替猪肝进行食疗。

养生的要诀，《黄帝内经》开篇并没有说吃什么补什么，而是强调"法于阴阳，和于术数，起居有常，食饮有节，不妄作劳"。所以，吃什么是次要的；"规、律、平、和"的才是养生的无上妙药。

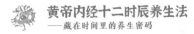

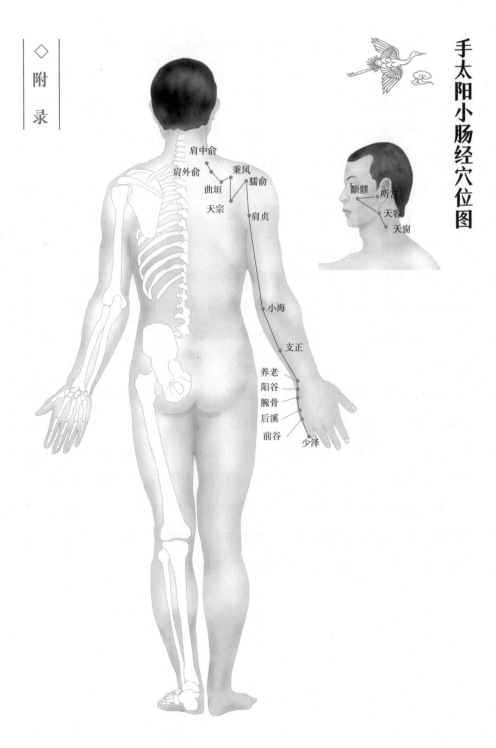

◇ 附 录

手太阳小肠经穴位图

肩中俞
肩外俞
秉风
曲垣
臑俞
天宗
肩贞

颧髎
听宫
天容
天窗

小海
支正
养老
阳谷
腕骨
后溪
前谷
少泽

# 养生录

问：人到老年，容易健忘，中医认为这主要是因为肾气逐渐亏虚，不能上荣于脑。而根据"以脏补脏"的理论，老年人就应该多吃猪脑、鸡头一些食物来补益大脑吗？

答："吃哪儿补哪儿"是有一定的中医理论依据的。但要用辩证的眼光看待问题。猪脑属于高胆固醇食物，而一些老年人常存在不同程度的高血脂、动脉硬化等问题，如果过食高胆固醇食物会加重病情，甚至诱发中风等疾病。儿童及青少年可以适当吃一些猪脑，以补益大脑。

民谚有"十年鸡头赛砒霜"。意思是说，鸡越老，鸡头毒性越大。有资料称，鸡在啄食中会吃进含有害重金属的物质，这些重金属主要储存于脑组织中，鸡越老，储存量就越多，毒性就越强，所以鸡头不宜多吃。

老年人补脑时可选择核桃，每天吃两个，日久自会体会其中妙处。

问：民间流传吃血豆腐可以补血是真的吗？

答：有资料称，贫血吃血豆腐最佳，因为血豆腐富含铁。膳食中的铁主要分为动物性食品中的血红素铁和植物性食品中的非血红素铁两种。含铁丰富的动物性食物包括：各种动物瘦肉、肝脏、血、蛋黄等。含铁丰富的植物性食物包括黑木耳、海带、芹菜、韭菜、菠菜等。动物性食品中的铁更容易被吸收利用，但是如为补铁而增加各种肉类、动物肝脏等的比重，又会增加膳食脂肪和胆固醇的摄入量。所以，动物血是补充铁元素既经济安全又营养丰富的食品。每100克血豆腐含铁8.7毫克，每天吃100克血豆腐，再加上其他膳食中含有的铁，就能满足全天铁的摄入量，而100克蛋黄和100克猪瘦肉中铁的含量均低于猪血，其胆固醇和脂肪的含量又高于猪血，因此选择吃血豆腐补铁更佳。

第九章

# 申时养生
## ——膀胱经上有灵药

申时——15：00 ～ 17：00——膀胱经最旺

《素问·咳论》："肾咳之状，咳则腰背引而痛，甚则吐涎……肾咳不已，则膀胱受之，膀胱咳状，咳而遗尿。"申时是膀胱经当令，宜适时饮水。一定不要憋小便，否则会发生"尿潴留"。

# 膀胱病的两大信号：遗尿和小便不通

膀胱的功能是储藏和排泄尿液。如果膀胱发生病变，会出现什么情况呢？如果膀胱储尿功能出现问题，就会出现尿频、尿急、遗尿、尿失禁等。《素问·脉要精微论》："水泉不止者，是膀胱不藏也。"也就是说，小便失禁是膀胱不能储藏津液的表现。如果膀胱排尿功能失调，就会出现小便不利、淋漓不尽，甚至小便癃闭不通等问题。

由上得知，膀胱病两大信号就是遗尿和小便不通。膀胱不能储藏尿液就会漏，不能排尿就会不通，严重者会发生癃闭。

膀胱是一个储藏尿液的容器，除非经常性憋尿，否则本身不容易致病。中医认为，膀胱与肾相表里，主一身水气之通调，水分不足或过剩都会致病，包括小孩子尿床、大人尿频、尿急，甚至发炎、致癌等。又因"肾主骨，肝主筋，肾水滋养肝木"，水少则木枯，水亏则筋病。我们平时看到的那些筋骨经常酸痛，坐骨神经、头项腰背疼痛，冬季特别容易感冒伤风的人，也与膀胱经有关。

　　妇女更年期反复发作、不易根治的急慢性膀胱炎，其主因为肾水不足。《黄帝内经》指出女子"七七天癸竭，故形坏而无子"。指女性到了49岁，先天肾水枯竭，排经停止，生理功能开始退化，并失去生育功能，出现暂时性内分泌失调。

　　对于压力性尿失禁（指因受外界压力，如咳嗽、大笑、打喷嚏时无法控制尿，以致尿液流出的情形），治疗时多以补益肾气、提升中气为主。民间常艾灸神阙、关元、中极等穴位。具体方法：点燃艾条，在这些穴位上轮换熏，每个穴位处感到灼热难忍时换穴再灸。每次半小时左右，每天进行一次，连续灸一周，如果症状消失，即可停灸。再次复发时，如法再灸一周。如此反复施灸，会收到意想不到的效果。

　　偶尔小便不利只是小问题，如果任其发展就会发生癃闭。什么是癃闭呢？《素问·宣明五气篇》说："膀胱不利为癃，不约为遗溺。""癃闭"，也就是常说的尿潴留，就是排尿不痛快或不通。排尿不痛快，点滴而短少，病势较缓者为"癃"；小便不利，点滴全无，病势较急者为"闭"。

　　癃闭自救小窍门：嚏法可以说是最简单、最有效的通利小便的方法。即以打喷嚏的动作，开肺气、举中气，通利下焦之气，使小便通利、顺畅。用消毒棉签向鼻中取嚏，古人认为下窍闭起自上窍闭，因而上窍通下窍也通，取"提壶揭盖"之意。如果试用无效，还是及时上医院请医生诊治，切莫一味求己。平时经常按摩足三里、三阴交、中极、阳陵泉、水泉等穴位，对小便不通也有不错的疗效。

　　另外，夏季需防尿石症。

　　炎热的夏季，医院常出现尿石症的新、老患者悄悄增多的现象。

　　夏季为什么容易患尿石症？我们又该怎样防治呢？

　　尿石是尿路结石的简称，是泌尿外科的常见病，指的是泌尿系统包括肾、输尿管、膀胱、尿道等部位结石的总称。根据结石停留部位的不同，可分为上尿路结石和下尿路结石。上尿路结石即肾和输尿管结石，大多表现为与活动有关的血尿和疼痛，或伴有尿路感染。其中根据结石梗阻部位和活动程度的不同，疼痛表现也不同。部分患者可以不出现任何临床症状；多数患者疼痛不严重，可以是腰部酸胀或轻微疼痛；有些却疼痛得十分剧烈，患者难以忍受，严重时伴有恶心呕吐、出冷汗、休克等症状。下尿路结石指的是膀胱及尿道结石。膀胱结石的典型表现为：排尿突然中断，并感疼痛，而且疼痛可放射至阴部，并伴有排尿困难和尿频、尿急、尿痛等症状。尿道结石的典型症状为急性尿潴留，并伴有会阴部剧痛，也可表现为排尿困难、点滴状排尿及尿痛。

所有的尿石形成后，除了疼痛外，还可能由于局部刺激和继发梗阻、感染等原因造成肾脏的继发损害，或因长期刺激导致肾和膀胱发生癌变，危及生命。

高温天气使人体水分过多蒸发。当汗出增多而饮水不够时，人体内就会出现轻度的脱水，于是尿液浓缩，可导致尿中形成结石成分的浓度增高，再加上尿液减少，尿流阻滞，可促使尿盐沉积，利于结石的形成。

另外，研究表明：在结石多发地区，每日尿量少于1200毫升时，尿石的危险性显著增加；尿量少于500毫升时，更是处于发生尿石的危险境地。这些都与高温天气下人体脱水密切相关。

如何防止结石呢？尽量多饮水，这是防治尿石既简单又重要的措施。多饮水能补足人体需要的水分，从而可以降低结石成分在尿液中的浓度，并防止结石促进物的聚合。饮水不仅有利于防止尿石的发生，而且即便有了尿石，不管是什么类型，增加水的摄入以稀释尿液，也可延缓结石生长速度，防止碎石或取石后的复发，促使结石的排出。有研究表明，约60%的患者在增加足够的饮水量后，结石的复发率降低。一般情况下，每日的饮水量应超过 2000 毫升，才会起到防止结石复发的效果。另外，可多食含水分多的蔬菜、瓜果，尽可能把尿量维持在 2000 毫升以上，肉眼观察尿液无色或淡黄色。

水的质量对结石的发病可能产生一定的影响。以前认为水的硬度可导致结石的形成，现在的研究结果正相反，水的硬度增加，各种矿物质越多，越容易结合成不溶性物质，从而减少矿物质在肠道的吸收。另外，水中含镁等微量元素，这是良好的结石抑制物。

为了更好地防止尿石，应该讲究饮水时间。一般认为夜间尿石容易形成，因此主张维持夜间尿量。建议睡前饮水 500 毫升，可起到较好的防治效果。白天应将饮水量适当均匀分配，使每小时都有适量的尿液冲刷尿路，这样可以将刚刚形成的微小结石，以及钙离子、尿酸等有利于结石形成的物质及时排出体外，达到防治结石的效果。餐后 1 ~ 3 小时，由于处在吸收的高峰期，大量的代谢产物被肾滤过。因此，此时加大饮水量，可有助于排出代谢产物，起到防治结石的作用。另外，在运动后，为了防止尿中溶质浓度增高，也应及时饮水。

日常用水应选择普通的白开水。草酸钙结石或尿液草酸较高的患者尽量少饮茶。另外，不能拿各种饮料、牛奶、啤酒当作日常饮用水，虽然啤酒的绝大部分是水，多饮可一时增加尿量，但在一时的利尿后随即可引起尿液浓缩，尿液浓缩是导致尿结石发生的危险因素；并且啤酒内含有丰富的氨基酸等营养物质，长期大量喝啤酒，可摄入丰富的营养物质，导致尿液中嘌呤类物质的代谢产物——尿酸大大增加，因而尿酸结石形成的危险因素将成倍增加，尤其是痛风患者（体内尿酸水平往往高于正常），更应禁止饮用。

# 运动和学习的最佳时间在下午 4 点

为什么说下午 4 点是运动的最佳时间呢？下午 4 点属于申时，申时的属相是猴子。猴子的天性是爱动，它整天都会上蹿下跳的。

每天下午 4 点的时候，是人体新陈代谢率最高的时候，肺部呼吸运动最活跃，人体运动能力也达到最高峰，此时锻炼身体不易受伤，而且此时阳光充足、温度适宜、风力较小，可谓是锻炼的最佳时间段。细心的人会发现，很多运动员破纪录的时间多在下午这段时间，道理不言而喻。

您可能会说，那就在下午运动吧！当然，这时一定要多运动，而且还要有成效。必须全身出汗，才能达到锻炼的终极目的，所谓"动汗为贵"说的正是这个道理。

运动必须出汗，这样不仅可以疏通全身经络，也可改善人的心情。如果今天您情绪低落，可以用出汗解脱烦恼。通过运动出汗，还可以使皮肤更健康、睡眠更深，还可缓解疼痛、放松肌肉、治疗关节炎。

即使是现在，很多人依然认为早晨运动最好，其实这种做法是非常危险的。凌晨被现代人称为"魔鬼时间"，此时人体内血糖度、血压都是一天中最高的，血液黏稠度也最高，如运动不适，加上清晨寒冷刺激，极易导致身体不适，发生中风。

看来不应该提倡"闻鸡起舞"的习惯。如果还是改变不了早起锻炼的习惯，可以选择散步、打太极、做广播操等运动量较小的方式，千万不要进行大幅度的运动。

下午也是工作最出成效的时间段。膀胱经是一条最长的经脉，其一端至脑部。申时气血流注脑部时，此时无论是工作还是学习，效率都最高。古人说"朝而授业，夕而习复"，就是强调早晨学完后，一定要到下午申时好好复习，以强化记忆。

当然，还要强调一点，就是午时最好能睡午觉，到了申时才会保证充足的精力去应付工作和学习。中医强调顺时养生，如果破坏了这一规则，效果自然大打折扣。

# 劳宫寻天柱，解乏又明目

从膀胱经的循经路线上，可以知道头痛为膀胱经循行部位的病症。那后头痛怎么办呢？

膀胱经上的天柱穴是治头痛的要穴。天柱位于后发际正中直上 0.5 寸，旁开 1.3 寸（注：这里的"寸"是同身寸），当斜方肌外缘凹陷中。主治头痛，项（颈部的后面叫项）强，鼻塞，癫狂痫，肩背痛，热病等。天柱穴是位于血管和神经通路关卡的穴位，可有效消除后头痛、肩膀痛、身体疲劳等症状。

天柱穴除了治疗后头痛，还有一个作用——明目。

《灵枢·口问篇》有言："悲哀愁忧则心动，心动则五脏六腑皆摇，摇则宗脉感，宗脉感则液道开，液道开故泣涕出焉。液者，所以灌精濡空窍者也，故上液之道开则泣，泣不止则精不灌，精不灌则目无所见矣，故命曰夺精。补天柱侠颈。"

所谓"五脏六腑皆摇"，乃五脏六腑皆失其常。所谓"宗脉感"，乃全身诸脉皆有感应。所谓"目无所见",乃视力下降,甚或失明。换言之,即如果因悲哀过度导致的视力下降或者一时失明者,要"补天柱侠颈"。"侠颈",是说天柱穴的位置在颈部两旁。"补天柱",即是在天柱穴施用补法。

　　针、灸、按摩仅是形式不同而已,冬季可用艾条悬灸,最简便的方法是按摩。如果因悲伤过度致视力下降者,按摩时医者一手置其前额处固定头部,另一手拇指和中指点揉轻拿天柱穴,力量宜柔和渗透,以患者感到穴位处温暖渗透为宜。自我按摩也可以,两手搓热后,十指交叉置于脑后,使两手掌心扣于天柱穴区,或坐或仰卧,闭目内视天柱穴和掌心劳宫穴,待天柱穴温暖发热,静候片刻。锻炼有素者劳宫穴温度可以很高,用掌心"灸"天柱穴效果更好。

　　如果没有伤心事,只是因为平时久坐电脑桌前,用眼过度,出现两目干涩、视物模糊时,也可以用此法休息片刻。同时配合脚趾的运动,常可很快恢复视疲劳,配合闭目转睛,就是一个偷懒的"眼保健操"。注意:此法虽然有效,但仅作权宜之计,不可因有妙法在手,而放任自己劳心伤神,用眼无度,要时刻记着"不妄作劳"才是养生的原则。

◇
附
录

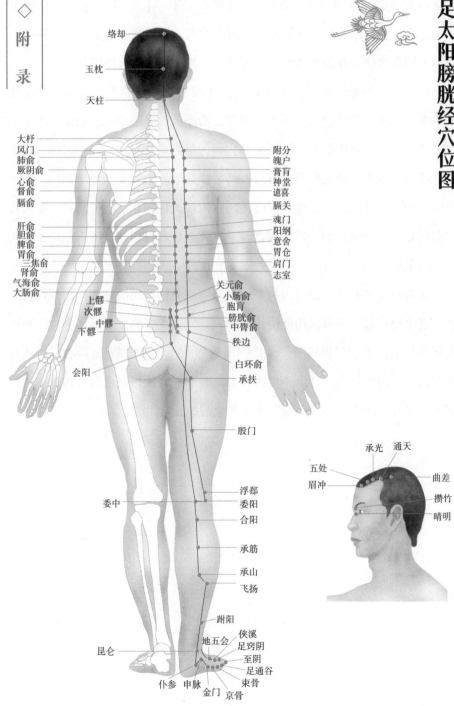

足太阳膀胱经穴位图

# 养生录

问：我的小孩子6岁了，可是最近不知什么原因晚上开始遗尿了，问他什么时候尿的，他自己也不知道，请问有什么方法解决吗？

答：不仅小孩子会遗尿，有的大人也会遗尿，这是膀胱经出现了问题。点按中极穴（膀胱的募穴），微微用力按压5分钟左右，然后按揉膀胱经上的膀胱俞（第二骶椎棘突下，旁开1.5寸），每天两次即可，按压时以本人感觉有酸胀感为宜。如果膀胱俞定位不准，可以在其背部脊柱两旁小儿本人两指宽的地方点按揉压，可以从后颈部一直点揉到尾骨，小儿感觉酸痛的地方揉的时间长一些。最后以脊柱两侧的痛点消失为准。不仅小儿调理如此，大人也可如此调理。这里只能说一个大概，因为没有见到患者，舌脉未参，有时间还是到医院请中医当面诊查一下为好。

问：运动出汗有助于皮肤美容，那有哪些注意事项吗？

答："动汗"的确可以改善一个人的肤质，但是在运动前一定要带着干净的皮肤去运动，运动时不要化妆，运动是为了健身，而不是去选美。如果化了妆，不仅看起来与运动环境不相宜，而且流汗后会变成大花脸。更重要的是，化妆品经过汗液的刺激或阳光的照射，会刺激肌肤引起不良反应。如果运动持续时间过久，那面部污垢则更容易损伤皮肤。

# 第十章

# 酉时养生

## ——肾主封藏

**酉时——17：00 ~ 19：00——肾经最旺**

肾的生理功能与自然界冬季的阴阳变化相通应，冬季天寒地冻，万物蛰伏，有利于肾的封藏。因此，养肾要着眼于"藏"。酉时如何养生呢？肾经是人体协调阴阳能量的经脉，也是维持体内水液平衡的主要经络，由于酉时是工作完毕需要稍事休息之时，因此不宜过劳。

# 肾经决定你的寿命长短

中医上所说的肾不是西医单纯所说的肾脏，其涵盖肾脏、输尿管等泌尿系统和生殖系统，是人体生命的根本，关系到其他脏腑，所以非常重要。肾脏是五脏中最后衰老的器官。

肾的府第位于腰部，左右各一个，故有"腰为肾之府"之说。肾主藏精，有"先天之本"之称，主生长、发育、生殖，为全身阴阳之根本。此外，肾主水液，主纳气。如果一个人的肾气亏损，就会表现为腰膝酸软，易生疾病、易衰老。

藏精是肾最重要的功能。那"精"是什么？是精华，是人体最重要的物质基础。《素问·六节藏象论》说："肾者，主蛰，封藏之本，精之处也。"肾所藏之精有先天之精和后天之精。先天之精，来自于父母，是与生俱来的；后天之精，来源于水谷精微，由脾胃化生，转输五脏六腑，成为脏腑之精。先天之精有赖于后天之精的滋养。

肾所藏之精可化生为肾气，肾气的充盈与否与人体的生、长、壮、老、死的生命过程密切相关。肾气属于元气的一种。

气包括很多种，如元气、宗气、卫气。其中，元气是人体中最基本、最根本的气。元气，又称原气、真气。元气充沛的人，脏腑组织功能健旺，身体则强壮少病；反之，如元气衰惫就会生病、衰老。人们常说，大伤元气，伤了元气的人就有生命危险了。平时所说的肝气、脾气、心气也属于元气。

元气包括元阴和元阳。元阴与元阳之间的相互作用使得人体生长发育、繁衍生息，因此，这两种物质是密不可分的。那么它们藏在哪里呢？那就是肾。由于肾所藏的元阴与元阳是生命的原物质，是一切生命活动的源泉所在，所以我们把肾称为"先天之本"。

随着年龄的增长，元阴和元阳会在生命活动过程中逐渐消耗，从而导致人体逐渐走向衰老和死亡。《素问·上古天真论》："女子七岁，肾气盛，齿更发长；二七而天癸至，任脉通，太冲脉盛，月事以时下，故有子……七七，任脉虚，太冲脉衰少，天癸竭，地道不通，故形坏而无子也……丈夫八岁，肾气实，发长齿更；二八，肾气盛，天癸至，精气溢泻，阴阳和，故能有子……五八，肾气衰，发堕齿槁。"

其意是说，人在七八岁时，由于肾气的逐渐充盛，所以有"齿更发长"的变化；发育到青春期，肾气充盛，产生了一种能促进人体性功能发育成熟的物质"天癸"，于是男子就能产生精子，女子开始排卵，出现月经，性机能也逐渐成熟并有生殖能力；到中年时，肾气渐衰，性机能和生殖能力随之逐渐减退而消失。当人们年纪增大、体质减弱、多病时，人体精气也就自然不足了，此时阴阳失衡，可出现肾虚。

可见，肾气衰弱，老之将至，肾气衰竭，死之将至，寿命之短长，系乎先天肾气之多寡与后天肾精、肾水之养护。

# 为什么现代人多肾虚

现代人动不动就说自己肾虚了，不管是调侃，还是真有问题，肾虚无疑已经成为现代人常说的流行语了。

到底什么是肾虚呢？从中医角度来看，只要是肾的精、气、阴、阳虚衰不足，就可称为肾虚。肾虚可分为四种：肾气虚、肾阳虚、肾阴虚和肾精不足。

气虚多表现在功能上，肾气不足可细分为肾气不固和肾不纳气。

腰为肾之府，如果腰膝酸软，要定位在肾，若还有其他症状，如听力减弱、小便颜色清澈但频数余沥不尽，或遗尿失禁，或滑精早泄，女性胎动易滑，等等，这些属于肾气不固。如果腰膝酸软，症见咳喘呼多吸少，气不得续，动则喘息益甚，自汗神疲，声音低怯，舌淡苔白，脉沉弱，则为肾不纳气。

如果肾气虚较甚，全身机能低下且伴有寒象，则属于肾阳虚。比如，腰膝酸软疼痛，畏寒肢冷且下肢为甚，头目眩晕，精神疲惫，面色㿠白或黧黑（形容颜色黑中带黄），舌淡胖苔白，脉沉弱。或见男子阳痿，女子宫寒不孕；或大便久泄不止，完谷不化，五更泄泻；或浮肿，腰以下较甚，按之凹陷不起，甚则腹部胀满，全身肿胀，心悸咳喘等。

肾藏精，肾精不足者常见小儿发育迟缓，身材矮小，智力、动作迟钝，囟门迟闭，骨骼痿软。成人则见男子精少不育，女子闭经不孕，性机能减退，早衰，发脱齿摇，耳鸣耳聋，健忘恍惚，动作迟缓，足痿无力等。

肾病主要症状和阴虚内热症状共见，则属于肾阴虚。比如，腰膝酸软，眩晕耳鸣，男子阳强易举，遗精，妇女经少经闭，或见崩漏，形体消瘦（瘦人多阴虚、胖人多阳虚），潮热盗汗，五心烦热，咽干颧红，溲黄便干，舌红少津脉细数。

随着年龄的增长会出现肾虚。可为什么现在很多年轻人也经常喊着肾虚呢？不良的生活方式是主因。

肾虚要补，根据自己的类型对症下药，才不至于出现不良现象。

要根据人体的整体来考虑。五脏五行相应，肝脏属木，心脏属火，脾脏属土，肺脏属金，肾脏属水，五脏相邻相生、相隔相克，彼此维持动态平衡，人才能无病。如何补肾才稳妥呢？请医生辨证用药调治，过犹不及。

再安全一些的方法，就是首先减少精气的消耗。精气的消耗通常有上下两个渠道，道家称为上漏和下漏，根据精可化气、气可化神的理论，劳神过度，加上发愤忘食、乐而忘忧的工作习惯，久之会损伤肾精。下漏是指失精而言。醉以入房以欲竭其精，指的就是下漏。减少精气的耗损是养肾的第一法则。所谓成人精气不耗者可得天元之寿六十岁。

进补时如果不直接补其本脏，采用虚则补其母的方法通常是很安全的。肾属水，其母脏为肺金。补肺以补肾即金水相生法，补肺用健脾的方法属于培土生金法。脾为后天之本，肾为先天之本，以后天补养先天，这才是最安全的方法。常说饱暖思淫欲，所以"补肾"的安全"药方"，就是解决"饱暖"问题，而不是用什么神丹妙药。

# "我很笨"——其实是您的肾出了问题

很多人对一件事情做不出来了，最爱说"我很笨，做不了"。为什么会这样呢？一个人天生就笨吗？

《素问·灵兰秘典论》说："肾者，作强之官，伎巧出焉。"其意是说，肾脏能藏精，精能生骨髓而滋养骨骼，所以肾脏有保持人体精力充沛、强壮矫健的功能。由于其作用强大而有力，所以说它有"作强"的职能。同时，智力与技巧是从肾脏产生的，只有精气充足，才能有较高的智力和技巧。

技巧从浅层讲，就是技艺、工巧一类。一个人的智力和技巧是从肾脏产生的。也就是说，一个人并不是天生就笨，如果他经常对一件事情做不来，很可能是他的肾出了问题。因此，感觉自己笨的人平时要多注意补肾。

技巧从深层讲就是人的生殖繁衍能力，是人的造化功能。为什么呢？肾主二阴。从这层含义可以很清楚地将肾与外阴及生殖器联系起来。既然肾为作强之官，那自然与生殖有关。王冰释说："造化形容，故云伎巧。"

说到笨，难免让人想到老年痴呆者，其也与肾有关。

现代医学告诉人们，痴呆是以记忆、行为和人格障碍为主要临床特征的神经精神疾病，其中又以老年性痴呆最为常见。中医认为，老年性痴呆的发生与"肾虚"有密切关系。

《素问·阴阳应象大论》中说："肾主骨髓。"肾藏精，精生髓。髓分为骨髓、脊髓、脑髓，都是由肾精化生而来。肾精的盛衰，不仅会影响骨骼的发育，而且也会影响脊髓及脑髓的充盈。脊髓上通于脑，脑由髓聚而成。《素问·五脏生成论》："诸髓者皆属于脑。"

脑是人体内的元阳（神）之府，是人体精髓和神明高度凝聚的地方，人的视、听、嗅、感觉及思维记忆等功能都源于脑。而且这些功能又都在脑髓的充实下才能发挥，而髓海的充实又依赖于肾气的温煦、充养。如果肾精不足，髓海空虚，脑失所养，就会出现"脑转耳鸣，胫酸感冒，目无所见，懈怠安卧"。《医方集解》说："肾精不足，则志气衰，不能上通于心，故迷惑善忘也。"

可见肾精亏虚是导致老年痴呆病的根本原因。那为什么人在年轻时耳聪目明、体健神清呢？因为那时肾气充足。

古代养生家很注重以"吞唾"来养肾精，把舌下分泌的唾液称为"金津玉液"，吞咽并以意送入小腹，称为"玉液还丹"。老年人平时多吞唾也有助于预防老年痴呆。每天早上起床后就要吞唾，即用舌轻抵上腭10分钟后将口中唾液吞入咽下。注意，不可先刷牙、吃饭，等吞唾后再做别的事。

总体看来，老年痴呆多是因为肾精不足、脑海空虚、神明无主而致，平时应以补气益血、补肾健脑为主，还要保持肾水充盈，肾主藏精，不要纵欲、熬夜，不妄作劳，这才是保健养生的正确方法。

# 要做大事先保肾精

《素问·宣明五气篇》指出"肾藏志"。也就是说，肾脏主管并蕴藏人的"志"这种精神活动。如果肾脏功能平衡，肾气疏通正常，那么人的行为意志力就会变得坚定；反之，如果肾脏功能不平衡，肾气就会紊乱，这时意志力就会缺乏。

志是什么呢？在《灵枢·本神》中有岐伯关于志的讲解："天之在我者德也，地之在我者气也，德流气薄而生者，故生之来谓之精，两精相搏谓之神，随神往来者谓之魂，并精而出入者谓之魄，所以在物者谓之心，心有所忆谓之意，意之所存谓之志，因志而存变谓之思，因思而远慕谓之虑，因虑而处谓之智。"

小时候，每个人都有自己的理想，可为什么最后有的人理想成真，而有的人理想却破灭了呢？这是因为很多人的意愿中途发生了改变，意愿的坚定不移才是志向。

孔子说过：三军可夺帅也，匹夫不可夺志也。这是因为，军队虽然人多势众，但如果人心不齐，其主帅仍可能被人抓去，而主帅一旦被人抓去，整个军队失去了领导人，就会全面崩溃；匹夫虽然只有一个人，但只要他有气节，志向坚定，那就任谁也没有办法使他改变。这也是儒家修身的基本内容之一。

肾在志为恐，肾气不足则恐，肾气足则有志。《素问·阴阳应象大论》说："在脏为肾……在志为恐。"恐是一种恐惧、害怕的情志活动。

惊与恐相似，但惊为不自知，事出突然而受惊吓；恐是自己心里知道的。惊与恐，对机体的生理活动是一种不良的刺激。惊恐虽然属肾，但与心主神志相关。心藏神，神伤则心怯而恐。《素问·举痛论》说："恐则气下，惊则气乱。"这说明惊恐的刺激，对机体气机的运行会产生不良影响。"恐则气下"，是指人在恐惧状态中，上焦气机闭塞不畅，可使气迫于下焦，则下焦胀满，甚则遗尿。这就是为什么很多人受到惊吓会尿裤子的原因了。"惊则气乱"，则是指机体正常的生理活动可因惊慌而产生一时性的扰乱，出现心神不定、手足无措等现象。故《素问·举痛论》说："惊则心无所倚，神无所归，虑无所定，故气乱矣。"

有人说，医者只管治病，至于命，那不是医生所掌握的。而笔者认为，医者不仅要治病，还要治命。常言道：上医治国，中医治人，下医治病，庸医致祸。因此，在行医过程中面对患者时，要找出问题症结，疏通十二经络，协调脏腑关系，使其"主明下安"。

# 常按肾经，健康一生

如果您想健康一生，那么就来关注肾经吧！

肾经是人体很重要的经脉。如果肾经异常，则表现为饥饿而不想进食，面色黯黑如漆炭，咳嗽痰唾带血，喘息气急，两眼昏花，视物模糊不清，心如悬空而不安，犹如饥饿状；肾气虚则易生恐惧，心怦怦跳动，这叫"骨厥"。本经穴主治"肾"方面所生病症，如口热、舌干燥、咽部发肿、气上逆、咽喉发干而痛、心内烦扰且痛、黄疸、腹泻和脊柱、大腿内侧后缘痛，以及足痿弱不收、喜躺、足心发热而痛。

该怎么办呢？经常按摩肾经穴位是最理想的选择。

## ※ 常按太溪穴能提高肾功能

太溪穴是足少阴肾经的输穴，也是原穴，古人又称其为"回阳九穴之一"（注："回阳九穴"是治疗阳气固脱的九个穴位。指哑门、劳宫、三阴交、涌泉、太溪、中脘、环跳、足三里、合谷）。《会元针灸学》云："太溪者，山之谷通于溪，溪通于川。肾藏志而喜静，出太深之溪，以养其大志，故名太溪。"经常按摩此穴，具有养大志、提高肾功能的作用。

自己按摩取穴时，可采用正坐位，将一条腿的小腿放在另一条腿的大腿上，即"4"字腿状，太溪穴则位于足内踝与跟腱之间的凹陷处。按摩时，用对侧手的拇指按揉，也可以使用拳头突起的关节按摩，注意力量要柔和，以感觉酸胀为宜。

## ※ 常按涌泉穴有助于改善睡眠

睡眠是养生第一良方。如果睡前用温水泡脚，再按摩足部涌泉穴10分钟，效果最佳，这样可以促进心肾相交，阴阳合抱，以促进睡眠。

涌，外涌而出也；泉，泉水也。其意指体内肾经经水由此外涌而出体表。本穴为肾经经脉的第一要穴。因此，经常按摩涌泉穴不仅有助于睡眠，还可补肾健脑、增强智力，而且它也是长寿要穴。

自己取穴时，可采用正坐位，屈腿并盘到另一条腿的大腿上，涌泉穴位于足底部，在足前部凹陷处，第二、第三趾趾缝纹头端与足跟连线的前1/3处。其按摩方法有两种。

其一，揉涌泉，用拇指端或中指端在穴位上点按、旋揉，每次揉30～50次。

其二，推涌泉，用对侧拇指腹自小脚趾根部经涌泉斜向然谷推揉，或者用同侧手拇指自小脚趾根部经涌泉穴向然谷穴抹按，另一手大拇指可以助力抹按。推或抹的方向均顺着肾经的走向操作。顺经为补，逆向为泻。每次推100～500次。

# 冬季如何养肾

在五脏之中，肾属阴中之阴，冬季天气寒冷，阴气最盛，因此肾与冬气相通应，此时寒邪最易侵袭的就是肾，所以冬天要注意好好地养护肾。

那么，冬季如何养肾呢？

## ※ 早卧晚起，必待日光

冬季是万物生命潜藏的季节，自然界阳气深藏而阴寒之气较盛，表现为风寒凛冽，水结冰，地冻裂的景象。为了适应环境，人们此时要减少活动，不要扰动体内的阳气，要做到"早卧晚起"，早卧就是尽量收藏阳气，晚起是为了避免无谓的消耗。"必待日光"。就是说一定要等到天大亮才起来，喜欢早锻炼的老年人尤其要注意。

## ※ 使志若伏若匿

在冬季，还要使自己的思想情绪平静，好像有所收获而不肯泄露机密那样，保持平静而不露声色，这就要求我们在冬季要保持含而不露。尽管在冬季要做到"神藏"，不要使情志过激，但仍要保持愉快、乐观的心态，不能因严冬之时枯木衰草、万物凋零而郁郁寡欢。

## ※ 若有私意，若已有得

"若有私意"，有什么话，有什么打算，也不要随便告诉别人，藏在心里就可以了。"若已有得"，有很多东西，似乎已经得到，不要再去追究，不要去外面寻求，悄然安住则有利于身心健康。

## ※ 去寒就温，无泄皮肤

"去寒就温"，要求人们在冬季要避免受寒，注意保暖。现在很多年轻女性，冬天还穿裙子，其实这种"美丽冻人"的做法对健康最不利。到了冬季，我们要保持室内温暖，穿衣打扮也应以温暖舒适为主。"无泄皮肤"，到了冬季就不要过分开泄自己的皮肤，这个时候要少洗澡；在日常活动中也要做到少出汗，以免损伤阳气，影响体内阴阳平衡。

如果违反了这个法则，就会伤害肾，到了春天，还会发生痿和厥。"痿"就是全身无力，身上没有劲儿，"春困"则特别明显；"厥"不是昏厥，而是阳气不能输布四肢而出现手脚冰凉的厥冷。这是为什么呢？因为冬"藏"是春"生"的基础，如果冬天没有很好地养"藏"，则春天阳气应生而不能生，则会生病。

◇ 附 录

足少阴肾经穴位图

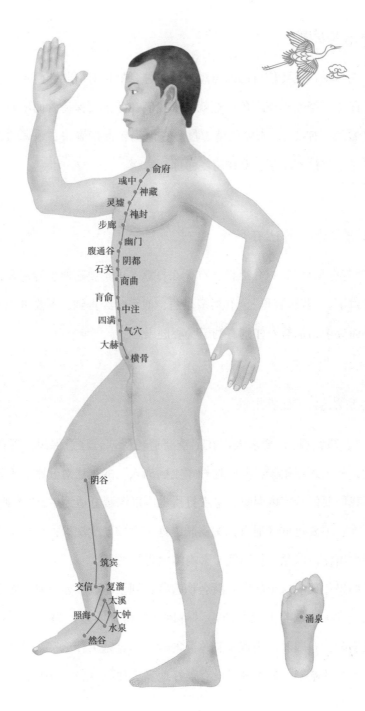

俞府
彧中　神藏
灵墟　神封
步廊
　　幽门
腹通谷　阴都
石关　商曲
肓俞　中注
四满　气穴
大赫　横骨

阴谷

筑宾
交信　复溜
　　　太溪
照海　大钟
　　　水泉
　　然谷

涌泉

# 养生录

问：请问膀胱咳是怎么回事？

答：《素问·咳论》："肾咳之状，咳则腰背引而痛……肾咳不已，则膀胱受之，膀胱咳状，咳而遗尿。"病情较轻者，不咳嗽时小便尚能控制，咳嗽加重可出现小便失禁。中医认为，膀胱的主要功能是储尿、排尿，与肾的气化作用有关。膀胱储尿时要依靠肾气的固摄能力，排尿也要依靠其控制能力，这是肾司膀胱开合的作用。开则使尿液顺利排出体外；合则使水津保留于体内，可维持体内水液的相对恒定。一旦肾气虚弱，膀胱开合失调，就会导致膀胱咳的发生。

问：请问有没有简单的按摩方法来预防老年痴呆呢？

答：每日温暖关元穴。关元穴是三阴脉、任脉之会，位于人体下腹部前正中线上，从肚脐到耻骨上方画一线，将此线分5等份，肚脐往下3/5处，即是此穴。两手掌搓热，然后相叠扣于关元穴，闭目反观，配合赤龙绞海、鼓漱、吞津，具有益肾健脑、预防老年痴呆病的作用。如果两手温度不够，可以采用艾灸关元穴的方法。

问：除了按摩涌泉穴，还有什么锻炼涌泉穴的方法？

答：还有一种涌泉穴锻炼方法，就是五个脚趾抓地，使涌泉穴收紧坚持5秒钟后再放松脚趾，稍缓一会儿再重复抓地动作。这个方法不仅可锻炼涌泉穴，还有效锻炼了足三阳经，及脾经、肝经。对于冬季脚凉的人，经常使用此法，可以不必再为脚凉烦恼。久坐电脑桌前的办公一族，边工作边使用此法，通过脚趾的运动牵动小腿肌肉的运动，可促进静脉血回流，起到预防下肢静脉血栓形成的作用。

# 第十一章

# 戌时养生

## ——心包经是一条让人快乐的经

**戌时——19：00 ~ 21：00——心包经最旺**

心脏病，最先表现在心包上，心包经之病叫"心中澹澹大动"，患者感觉心慌。心脏不好的人，最好在戌时循按心包经。此刻还要给自己创造安然入眠的条件：不要进行剧烈运动，以散步最好，否则容易失眠；晚餐不要过于肥腻，否则易生亢热而致胸中烦闷、恶心。

# 代心行事同时又代心受邪的心包经

《素问·灵兰秘典论》说："膻中者，臣使之官，喜乐出焉。""膻中"就是心包，它包裹并护卫着心脏，好像君主的"内臣"，能够传达君主的旨意。所以说，它能代心行事，故又称为"心主"，心脏产生的喜乐情绪便是从这里发出来的。

膻中位于两乳之间的正中位置，是宗气汇聚的地方。宗气是什么呢？它是聚积在人体胸中的气，又称大气。它主要由水谷精微和自然界的清气化生。经脾胃消化吸收的水谷精微，上输于肺，并与肺吸入的自然界清气相结合即成为宗气。宗气形成后，聚集在胸中气海处，并贯注于心肺之脉，故膻中又有"上气海"之称。

人体的宗气可以推动肺的呼吸。凡言语、声音、呼吸的强弱及嗅觉的灵敏度，都与宗气有关。宗气还有协助心气推动心脉搏动、调节心律的作用。如果宗气不足，就会出现气短、喘促、呼吸急促、气息微弱、肢体活动不便、心脏搏动无力或节律失常等问题。

膻中因其部位接近于心肺，又是人体宗气的发源地，能助心肺输传气血，协调阴阳，使精神愉快，因此称它为"臣使之官"。

心包可以保护心脏，使其不受外邪侵入；如有外邪侵入，心包则首当其冲掩护心脏。因此，心包的另一个重要功能就是代心受邪。如果把心脏比喻成一个重要人物，心包就是保护它的警卫员。如果有敌人进行刺杀活动，那第一个为心挡子弹的就是心包。

心包代心行事，代心受邪。因此，心脏病最先表现在心包上，心包经之病叫"心中澹澹大动"，患病者感觉心慌。

有时心包受风邪、湿邪干扰，但并不会马上出现问题。比如，风湿热侵入心包，常会蛰伏 20 年，才发为风湿性心脏病；寒邪侵入心包，则会阻塞血路，成为心绞痛；水湿之邪入侵，则会成为心包积水。

如何照顾好我们的"心主"呢？在每天的戌时，也就是 19 ~ 21 点，是心包经最旺的时候，可以清除心脏周围外邪，使心脏保持良好的状态。这个时辰头脑比较清醒，记忆力也很好，更重要的是这个时间是"喜乐出焉"的时间。我们可以在下班后，与朋友或家人一起聊聊天，以舒畅自己的心情。

此刻还要给自己创造安然入眠的条件；不要进行剧烈运动，以散步最好，否则容易失眠；晚餐不要过于肥腻，否则易生亢热而致胸中烦闷、恶心。

# 心包经是快乐健康之源

心包经是健康之源，经常敲心包经对防病养生有很大功效。心包经起于胸中心包络，往下过横膈膜以联络三焦。支脉横过胸部，入腋下 3 寸处，再往上行进入腋窝，然后从手臂内侧往下，入手肘中，沿两筋之间到手掌，直达中指指尖（中冲穴）。

心包经可代心行事，其功能及病理变化与心基本一致，其脉多血少气。如果此经经气发生异常变化，则会出现手心热、臂肘挛急、胸肋支满、心慌、面红、笑个不停、心烦、心痛等症状。

心包能让人高兴，心情郁闷时，试一个简单的动作鼓掌，就是两手相互对击，啪啪作响。手掌中央有心包经通过，大陵穴位于手腕内侧横纹中央，劳宫穴位于握拳时中指尖点按位置，中指尖是心包经井穴中冲穴。小指侧有心经通过，大鱼际还有肺经的鱼际穴，两大拇指桡侧还有肺经井穴少商穴。所以鼓掌动作可以振奋心包经、肺经、心经。不要吝惜您的掌声，给别人以赞许和鼓励，也给自己以欢乐和健康。

如果我们在参加考试、面试或者是在其他重要的场合出现紧张、心跳过速时，做一个动作就可以使自己的紧张情绪缓解，即握拳振臂为自己加油鼓劲。握拳时中指尖的中冲穴正好点按在劳宫穴上。从中医经络理论来看，这看似平常的动作充分刺激了心包经的相关腧穴，激发了心包经的能量，使人心情舒畅、坚定信心。

中冲穴是心包经的终端，位于中指末端。指压中冲穴可以用于心绞痛的应急治疗。此外，指尖持续刺激5分钟，便可以明显改善失眠情况。但掐中冲穴比较痛。

笔者的经验是：心绞痛患者服用硝酸甘油后痛势稍缓，但胸部仍感觉闷痛不畅时，用豪针针刺心包经郄穴"郄门"（郄门穴位于小臂内侧正中腕横纹上5寸，腕横纹到肘横纹是12寸，所以可以取两处横纹连线的中点，再向手腕方向平移一指的距离，在此附近寻找压痛点，即为郄门穴），常可以针到痛消，且针刺时患者仅感酸胀，没有用指点按穴位时的疼痛不适。郄门穴可以用作平时的自我检查，如果发现压痛，而这一段时间自己比较累，就可以在劳宫穴压痛处轻揉，也可以用麝香壮骨膏贴敷在郄门穴上，可配合拇指点按中冲穴，以保持心情舒畅，遇事不怒，可有效预防心绞痛的发生。

内关穴是心包经络穴，它自古就是中医用来治疗心脏疾病的核心要穴。几乎所有与心脏异常有关的症状均可使用此穴，如风湿性心脏病、心肌炎、冠心病心绞痛、心律不齐等，都可通过按摩以改善症状。

◇ 附 录

手厥阴心包经穴位图

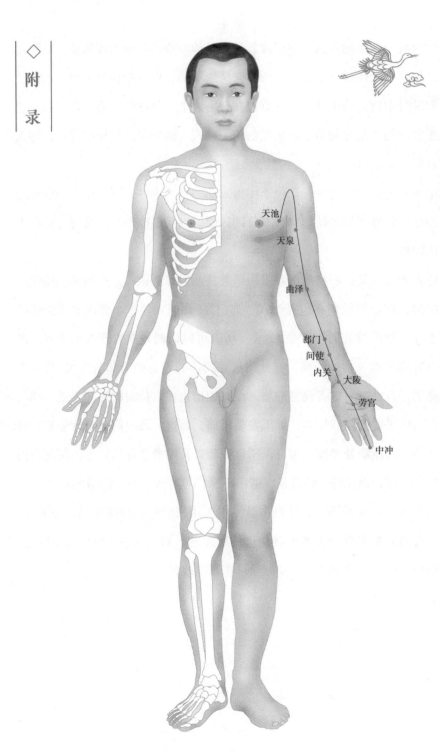

天池
天泉
曲泽
郄门
间使
内关
大陵
劳宫
中冲

## 养生录

问：请问有没有简单的调节心包经的功法呢？

答：其实方法有很多，向大家推荐一种简单但很实用的方法：心包经的井穴（即中冲穴），位于中指尖端的中央，用拇指对接中冲穴如掐诀状即可。身体姿势随意，或坐或卧，如果想加意念，可以选择存神意守膻中穴区（注意：要仅想皮下某一点，可以想胸中，要"虚其心、实其腹、弱其志、强其骨"。膻中穴位于前正中线，平第四肋间隙，两乳头连线中点。主治：咳嗽，气喘，胸痛，心悸，乳少，呕吐，噎膈。其是心包的募穴，还是八会穴之一，气会膻中），口中津液满口时可以鼓漱吞津。结束时，双手握拳，中指尖（中冲）点按掌心劳宫穴片刻。两手搓热后干洗脸、搓耳、五指干梳头，再顺势而下，用双手劳宫穴温暖肾区片刻即可。

问：什么食物有利于调养心包经？

答：中医认为，牛肉味甘、性温，归心包、心、肝、脾、肾、胃经，具有补中益气、强健心包，补肾壮骨、补血厚肠的作用，尤其是小孩在成长过程中常吃牛肉，可以让筋骨厚实。

1.取牛肉半斤，煮熟烂，配米饭或与米煮粥吃。可强心包、补脾胃，病后体虚可食用。

2.取小牛肉半斤，煮至极烂，每日食一小碗，不但可活络筋骨、避免中风，还可改善轻微的中风偏瘫。

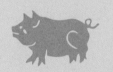

# 第十二章

# 亥时养生

## ——三焦通则百病不生

### 亥时——21：00 ~ 23：00——三焦经最旺

亥时三焦经当令，三焦为元气、水谷、水液运行之所。此时是十二时中最后一个时辰，指当夜的21：00 ~ 23：00，亥时又称"人定"，意为：夜已很深，人们停止活动，此时是安歇睡眠的时候。

# 三焦是管理水道和主气的官儿

三焦或三焦经都是传统中医的专有名词。《类经》中说:"三焦者,确有一腑,盖脏腑之外,躯壳之内,包罗脏腑,一腔之大腑也。"所谓"包罗脏腑",即包覆各脏腑的外膜,可以保护脏腑,为油脂体膜,故称为"焦"。三焦油膜可以完整包覆整个体腔,显然比五脏六腑还要大,所以又叫大腑。其存在形式又与其他脏腑完全不同,又叫"孤腑"。

三焦在人体中有什么作用呢?三焦既属"火性",又位于亥时之"水位",其对人体的主要生理功能即为"行气行水"。

《素问·灵兰秘典论》:"三焦者,决渎之官,水道出焉。"即三焦可使全身水道通畅。人体中的水液之所以能够正常排泄,这与三焦的作用是分不开的。

此外,三焦可通行元气。元气在肾,由先天之精所化,依靠后天之精滋养。元气通过三焦而输布全身的五脏六腑,充沛于全身,以激发、推动各个脏腑组织的功能活动,所以说三焦是元气通行的道路。

那三焦是指哪三焦呢？三焦可分为上焦、中焦、下焦。

※ 上焦如雾

上焦为横膈以上，包括心、肺、胸、头面部及上肢。《灵枢·营卫生会》说"上焦如雾"。也就是说，上焦心、肺敷布气血，就像雾露弥漫的样子灌溉并温养全身脏腑组织。此外，上焦还可接纳水谷精微，故又称"上焦主纳"。

※ 中焦如沤

中焦是指膈以下、脐以上的部位，包括脾、胃、肝、胆等脏腑。《灵枢·营卫生会》认为"中焦如沤"。"沤"，音 òu，指长时间浸泡。"如沤"是形容中焦脾胃腐熟、运化水谷，需要像沤田一样，才能进而化生气血。因中焦脾胃能化生水谷精微与气血，所以又称"中焦主化"。

※ 下焦如渎

下焦是指胃以下部位，包括大肠、小肠、肾、膀胱和下肢等。但由于肝、肾同源，肝与肾在生理、病理上相互联系，故又将肝、肾都归属于下焦。《灵枢·营卫生会》认为"下焦如渎"。"渎"，音 dú，指水沟、小渠，亦泛指河川，古称"长江""黄河""淮河""济水"为"四渎"。淮河、济水古时候也独流入海，所以与江河并列。淮河、济水先后被黄河改道所夺，淮河下游淤塞后注入长江，而济水故道即今之黄河下游，现有的记载首见于

《尔雅·释水》。"四渎"也是一个穴位名，位于前臂背侧三焦经，在阳穴池穴与肘尖的连线上，肘尖下 5 寸，尺骨与桡骨之间。常用于暴喑、暴聋、齿痛、呼吸气短、咽阻如梗、前臂外侧疼痛等。

"如渎"是形容下焦肾与膀胱排泄水液的作用犹如沟渠，使水浊不断外流的状态。下焦还主司二便的排泄，故称"下焦主出"。

每个人都有这样的体会，做完运动或吃完饭后，体温就会升高，这是为什么呢？这是因为上焦和中焦发挥了功能。那么排尿后为什么会情不自禁地打哆嗦呢？这是下焦放出热量的缘故。

三焦经多气少血，气动气乱就会生病。耳聋、耳鸣、喉干痛、精神病均需要调理此经。平时照顾好三焦是对健康的最大安慰。

# 亥时三焦通百脉

十二经脉循行了十二个时辰，三焦经则为最后一站，这时是夜间 9 点至 11 点的亥时，过了此刻又是新一天的开始。可以说，三焦经是六气运转的终点，三焦经通畅即水火交融、阴阳调和、身体健康。

亥时我们应该做些什么呢？

## ※ 要保持心境平静

从亥时之初（21 点）开始到寅时之初（3 点），是人体细胞休养生息、推陈出新的时间。此时，人随着地球旋转到背向太阳的一面，进入一天之中的"冬季"。冬季是万物闭藏之时，人到此时也要闭藏，其目的就是为了第二天的生长。那么，此时此刻我们该怎么做呢？要收藏兴奋，保持心境平静。睡前要做到不生气、不狂喜、不大悲。

※ 睡前要少喝水

　　亥时气血流至三焦经，而三焦经掌管人体诸气，是人体血气运行的主要通道，上肢及排水的肾脏均属三焦经掌管范畴。此时阴气极盛，要保持五脏安静，以利于睡眠，睡前要少喝水，容易水肿的人尤不宜多喝水。

※ 要及时入睡

　　亥时三焦可通百脉。人如果在亥时睡眠，百脉就会得到休养生息，对身体十分有益。最好在 22：30 左右入睡。在生活中，很多百岁老人都有一个共同的特点，就是在亥时睡觉。

　　人体脏腑直接受三焦的管理，如果三焦不通，必然会生百病。如果想让养生更上一个台阶，就要时刻关注亥时的三焦。

# 阳池穴是手足冰冷的克星

三焦经主要分布在手臂外侧中间位置，以及肩部和侧头部。其循行路线是：从无名指尖端的关冲穴往上，经无名指与小指之间的液门穴，顺前臂两骨之间往上，穿过肘，从上臂外侧上肩，入缺盆，再向下至膻中穴，与心包相联系，然后下横膈膜，联络上、中、下三焦。其中，一条支脉从膻中分出，上行出缺盆，至肩部，左右交会于大椎，上行至项，沿耳后翳风，直上出耳上角，屈曲向下，经面颊部至目眶下。另一支脉则从耳后入耳中，出耳前，后注眼外角，与足少阳经相接。

三焦经如果出现问题，就会表现为气乱水亏，可能出现多汗、水肿、耳聋、喉咙不舒服等非特定性疾病。最好的解决办法，就是梳理三焦经脉，亥时最好。

经常按揉三焦经还可以防治因胃肠机能失调而引起的痤疮：用手指从腕至指端，沿大肠经、三焦经、小肠经按揉摩擦 5 ~ 10 遍；也可用毛刷垂直刷腕外侧三焦经位置 5 遍。

对三焦经失调可发挥神奇力量的是阳池穴。阳池穴是三焦经原穴。何谓阳池？阳是指天上阳气；池是指围物的器皿。该穴意指三焦经气血在此囤聚太阳热量后化为阳热之气。因此，经常刺激这个穴位，可以恢复三焦经的功能，并将热能传达到全身。

有一位年仅 25 岁的姑娘来找笔者看病，她是一个典型的惧冷症患者，夜间常因四肢冰冷而无法入睡。白天情况虽然好一些，但也感觉冷。作为一名打字员，她因四肢冰冷连打字都不灵活了。

后来，笔者告诉她刺激阳池穴可以治疗手脚发冷症。阳池穴在手背间骨的集合部位。取穴时，先将手背向上翘，手腕上会出现几道皱褶，在靠近手背那一侧的皱褶上按压，在中心处会找到一个压痛点，这个点就是阳池穴。

按摩阳池穴，最好是慢慢进行，时间要长，力度要缓。最好是先以一只手的中指按压另一手的阳池穴，再两手交换。这种姿势可以自然地使力量由中指传到阳池穴内。除按摩阳池穴外，还可以用手指捻另一只手的无名指指甲两侧以刺激关冲穴（握拳法可刺激手上劳宫穴、少府穴，对改善发冷症效果更好）。

阳池穴的作用不止于此，刺激阳池穴还可缓解腕关节损伤和急性踝关节扭伤。

现代人电脑用得多，所以患有"鼠标手"的大有人在。鼠标手多是腕关节劳损过度所致。如果您感觉手腕不舒服，可以揉捏阳池穴和位于腕关节掌侧第一横纹正中、两筋之间的大陵穴。具体方法是：将健肢拇指指腹放在患腕的大陵穴，中指指腹放在阳池穴，适当用力按压 0.5～1 分钟，有疏通经络、滑利关节的作用，可防治"鼠标手"。

阳池穴怎么会治急性踝关节扭伤呢？笔者的一位朋友把脚扭伤，笔者告诉他对阳池穴进行针灸就可以了。他刚开始还有些疑问，手上穴位能治脚上病吗？点按患肢对侧阳池穴压痛明显，点揉片刻后感觉脚踝疼痛有所减轻，于是针刺阳池穴，外踝前下方的疼痛很快缓解。

为什么脚扭伤要在手背上取穴呢？这是因为阳池穴是手少阳三焦经上的穴位，手少阳经与足少阳经为同名经。足少阳胆经循行至踝部、足背部及大、小趾部。手、足少阳经在外眼角部的瞳子髎穴衔接，而且多次在肩、面、耳后等部位相交会，表明手、足少阳经脉关系密切。

作为三焦经的原穴，阳池穴能激发元气，通过足少阳经脉，可达踝部，发挥其疏通经络、舒筋利节之作用。因此，治疗踝关节扭伤会有明显效果，这也符合《黄帝内经》"下病上治"的原则。尽管针灸效果要比按摩好，但是对于那些不愿动针的人，只好用按摩的方法。

梳理三焦其实很简单。传统健身方法"八段锦"第一句就是"两手托天理三焦"，"元气"通过三焦布散，如果三焦气机不畅，元气不能布散，则可出现手脚湿冷。其实"两手托天理三焦"这句的关键就在"托天"二字。只要做出托天的动作，不论您是站着、坐着，还是躺着，您的手形一定是最方便寻找阳池穴的手形，可用这个动作挤压刺激阳池穴。

是不是一定要托天呢？当然也不是，只要保持挤压阳池穴的手形，随便往哪个方向都行。

◇附录

手少阳三焦经穴位图

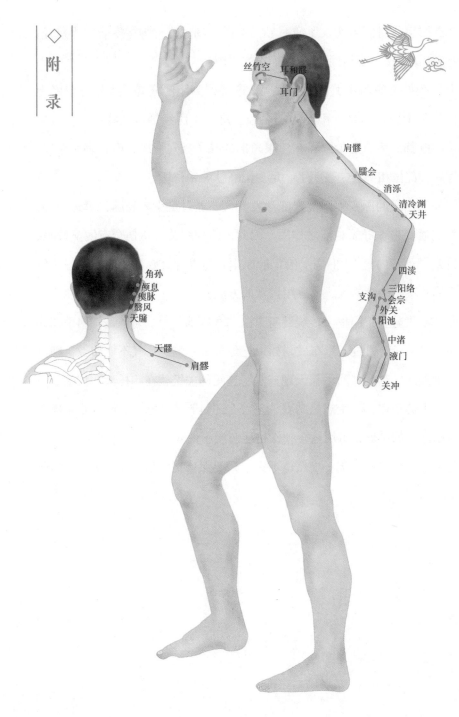

丝竹空　耳和髎
耳门

肩髎
臑会
消泺
清冷渊
天井

四渎
三阳络
支沟　会宗
外关
阳池
中渚
液门
关冲

角孙
颅息
瘈脉
翳风
天牖
天髎
肩髎

# 养生录

问：请问三焦咳是怎么回事？

答：《素问·咳论篇》说："五脏之久咳，乃移于六腑。脾咳不已，则胃受之，胃咳之状，咳而呕，呕甚则长虫出。肝咳不已，则胆受之，胆咳之状，咳呕胆汁。肺咳不已，则大肠受之，大肠咳状，咳而遗失。心咳不已，则小肠受之，小肠咳状，咳而失气，气与咳俱失。肾咳不已，则膀胱受之，膀胱咳状，咳而遗溺。久咳不已，则三焦受之，三焦咳状，咳而腹满，不欲食饮……"

意思是说，五脏咳嗽，长久不愈，病邪就蔓延转移至六腑。脾咳不愈，胃就会受到影响而发病，胃咳的表现为咳嗽而伴有呕吐，严重时可能吐出蛔虫；肝咳不愈，胆就会受到影响而发病，胆咳表现为咳嗽并呕吐胆汁；肺咳不愈，大肠就会受到影响而发病，大肠咳表现为咳嗽时大便失禁；心咳不愈，小肠就会受到影响而发病，小肠咳的表现为咳嗽而多屁；肾咳不愈，膀胱就会受到影响而发病，膀胱咳表现为咳嗽时小便失禁。

以上这些咳嗽如果长久不愈就有可能发生三焦咳。三焦咳表现为咳嗽时腹部胀满，没有食欲。常用异功散、通理汤、木香顺气散、七气汤加黄连、枳实等治疗。

问：我常因四肢冰冷而无法入睡。白天情况虽然好一些，但也感觉冷。该如何缓解呢？

答：刺激阳池穴可以治疗手脚发冷症。阳池穴在手背间骨的集合部位。取穴时，先将手背向上翘，手腕上会出现几道皱褶，在靠近手背那一侧的皱褶上按压，在中心处会找到一个压痛点，这个点就是阳池穴。按摩阳池穴，最好是慢慢进行，时间要长，力度要缓。最好是先以一只手的中指按压另一手的阳池穴，再两手交换。这种姿势可以自然地使力量由中指传到阳池穴内。

青蓝